GLYX-Diät für Berufstätige
Stressfrei schlank schlemmen

> Autorinnen: **Marion Grillparzer & Martina Kittler**
> Fotos: **Studio L'EVEQUE**

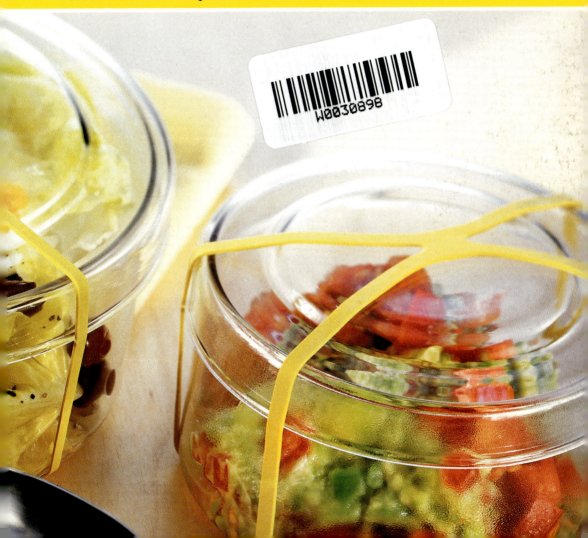

Inhalt

Gut zu wissen

- 4 Kochen und Job – geht das zusammen?
- 6 Was ist die GLYX-Diät?
- 8 Clever einkaufen und lagern
- 10 Sechs Ruck-zuck-Ideen für Kochmuffel
- 11 Sechs GLYX-Alternativen für außer Haus
- 12 Dressing-Rezepte für zwei
- 13 Desserts – zu zweit genießen

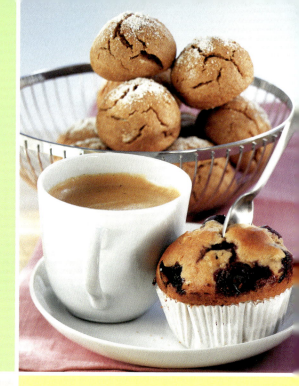

Die Rezepte

- 14 Frühstück – schnell & einfach: abwechslungsreiche Vielfalt verspricht einen guten Start in den Tag
- 24 Fitness-Snacks und -Drinks – damit besiegen Sie kleinen Hunger zwischendurch garantiert.
- 36 Lunchpäckchen – leicht & herzhaft: lecker und natürlich GLYX-niedrig.
- 48 Hauptsache – im Nu gekocht: denn Gutes muss nicht aufwändig sein.

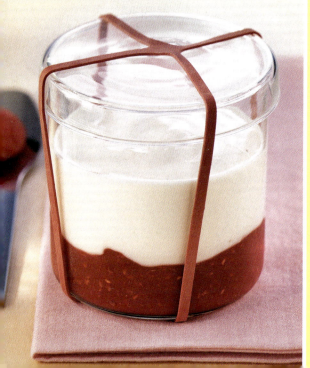

Extra

- 60 Register
- 62 Impressum
- ➤ **64 Die 10 GU-Erfolgstipps mit der Geling-Garantie für die GLYX-Diät im Beruf**

➤ **Ein GLYX-Forum für Erfahrungsaustausch finden Sie unter:**
www.die-glyx-diaet.de

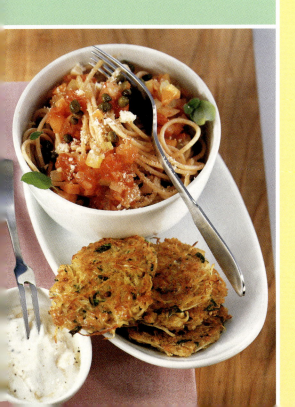

Revolution im Kochtopf

Gegen Übergewicht und Zivilisationskrankheiten, Müdigkeit und schlechte Laune hilft nur eine Ernährungsrevolution. Mein Rezept: Die Revolutionäre müssten ganz friedlich einfach etwas mehr Zeit in ihr Essen stecken. Täglich. Da weiß man, was in den Topf kommt: keine Transfettsäuren, kein Acrylamid, kein Glutamat ... Und auch nicht die Kombi viel Fett plus GLYX hoch, die sich so unbeliebt auf unseren Hüften breit macht. Dafür steckt im Revoluzzer-Topf: Genuss pur, gute Laune, Gesundheit ... Dieses Büchlein zeigt: Funktioniert auch mit einem 10-Stunden-Job.
Viel Spaß wünscht
Marion Grillparzer

Theorie
GUT ZU WISSEN – DIE GLYX-DIÄT

Kochen und Job – geht das zusammen?

Martina hat zwei kleine Kinder, einen Ehemann – und einen Full-Time-Job. Stephan hat eine 50-Stunden-Woche, ist ein Ewig-unterwegs-Journalist – und Single. Nina, Assistentin der Geschäftsleitung, verbringt mehr Zeit im Job als daheim. Maddel arbeitet in einem landwirtschaftlichen Betrieb, hat den Kühlschrank immer in Reichweite – nur superwenig Zeit.

Schnell soll es gehen ...
Martina, Stephan, Nina, Maddel haben eines gemeinsam: Sie wollen gesund essen, aber es muss schnell gehen. Essen müssen wir alle –

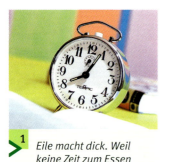

1 *Eile macht dick. Weil keine Zeit zum Essen bleibt.*

unterwegs, in der Kantine, im Restaurant und zu Hause. Nun meint der Mensch heute, keine Zeit zum Essen zu haben. Sonst gäbe es so etwas wie Schnell-Imbiss nicht – und auch keine »Straßenfettsucht«, die man sich an der Pommesbude einfängt. Zum Essen selbst nimmt sich der moderne Mensch kaum mehr Zeit, wie soll er dann noch Zeit ins Kochen stecken? Um Himmels Willen. Ja, wo leben wir denn? Stimmt: Im Zeitalter der Fix&Hopp-Küche. Und nicht vor hundert Jahren, als man noch gemütlich am Tisch saß und Mama für ihre Kochkünste lobte und liebte.

In fünf Minuten fertig
Damals gab es auch noch keine Fettsucht-Epidemie. Da war Übergewicht ein kleines Problem – von wenigen. Heute ist es ein großes Problem von vielen. Von 60 Prozent der Deutschen. Weil wir uns nicht mehr bewegen – und den Kochlöffel auch nicht mehr. Wir essen Dinge, von denen wir gar nicht wissen, was drinsteckt. Es reicht uns, dass draufsteht »*In fünf Minuten fertig*«! Darum gibt es immer weniger Normalgewichtige. In 40 Jahren, schätzen Experten, gibt es gar keine mehr. Erschreckend. Denn Übergewicht ist nicht so sehr ein ästhetisches Problem. Vielmehr macht es viele Menschen krank, müde, antriebslos – und oft auch sehr traurig.

Schwuppdiwupp-Lösung
Gerade kam eine E-Mail rein, Elke Z., Mutter von drei Kindern, schrieb: »Hab' am 1. Juli mit der GLYX-Diät begonnen und bisher 17 kg abgenommen – und zwar einfach so, schwuppdiwupp, weg war'n sie ...« Aha. Es gibt also eine Lösung für Gewichtsprobleme, die schwuppdiwupp funktioniert. In 12 Wochen 17 Kilo. Ich bekomme viele solcher E-Mails, freue mich über jede. Auch über die, in

Theorie
KOCHEN UND JOB – GEHT DAS ZUSAMMEN?

denen sich meine Leser beschweren, dass man für die GLYX-Diät schnipseln und einkaufen muss. Das ginge doch nicht, wenn man Kinder hat oder berufstätig ist. Doch. Ich finde, es geht. Man muss (sorry, dieses Wort mag ich nicht, aber manchmal brauche ich es) wieder Zeit in der Küche verbringen: um gesund zu sein, um Energie zu haben, um sich rundum wohl zu fühlen, um abzunehmen. Ein bisschen Zeit. Gut organisiert. Und schon erntet man sooo viel. Auch viel Zeit, weil einem dann wieder alles viel leichter von der Hand geht. Aus dem einfachen Grund, dass man dank des richtigen Treibstoffs wieder mehr Energie hat.

Guter Treibstoff…
Das Essen nach dem GLYX-Prinzip versorgt uns mit dem richtigen Treibstoff. Mit viel frischem Obst, Gemüse, Fleisch, Fisch, Nüssen, Olivenöl… Mit lauter Lebensmitteln, die man in den Küchen berufsgestresster Menschen so selten findet wie eine Puderdose in einem Fußballer-Spind.

»Wann soll ich das alles einkaufen?« fragt Stephan. Fragen sie alle. Die vielen Viel-Arbeiter. Die meisten von ihnen trifft man samstags in den großen Supermärkten – völlig entnervt. Da wird in den Korb geworfen, was sich lange hält und in der Küche wenig Arbeit macht. In der Regel Fertigprodukte aus der Dose, der Packung oder aus dem Tiefkühlbeutel. Viele dieser Menschen haben sich noch nie in ihrem Leben anders ernährt. Sie wissen gar nicht, was es heißt, energiegeladen zu sein.

…und ein bisschen Zeit
Lassen Sie uns nicht lange um den heißen Brei reden: Wer gesund essen will, muss ein bisschen mehr Zeit und ein wenig mehr Mühe als für die Tütensuppe investieren. Oder gut organisieren können. Dieses Buch zeigt Ihnen, wie Sie Ihren Körper mit vitalstoffreicher Ernährung versorgen können – trotz 50-Stunden-Arbeitswoche,

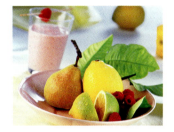

kleiner Kinder, null Zeit… Sie finden praktische Tipps zum Einkauf und zur Lagerung von Lebensmitteln. Und jede Menge Rezepte für die schnelle Single-Küche und Ratschläge für die GLYX-Ernährung außer Haus.

TIPP Bilden Sie im Job mit einem Kollegen eine Kochgemeinschaft. Wechseln Sie sich ab mit Kochen und Mitbringen – das spart Zeit, bringt Spaß, Gemeinsamkeit und Genuss. Unsere »Mitnahme«-Rezepte sind auf zwei Personen ausgelegt. Wenn Sie die Zutaten mit zwei multiplizieren, können Sie im Büro auch eine Viererbande bilden.

Theorie
GUT ZU WISSEN – DIE GLYX-DIÄT

Was ist die GLYX-Diät?

Sie ist keine klassische Diät, sondern mehr ein Ernährungsprinzip. »Diät« kommt übrigens aus dem Griechischen und bedeutet Lebensweise. Und weil sie wirklich fürs ganze Leben sein soll, ist die GLYX-Diät vielseitig. Man darf essen, so viel man will – nur nicht alles. Die bisherige Erfahrung hat gezeigt: Menschen, die nach dem GLYX-Prinzip leben, bleiben schlank. Sie fühlen sich wohl und sind gesund.

Was bedeutet GLYX?
GLYX ist die Abkürzung für den glykämischen Index, der besagt, wie stark ein Lebensmittel die Bauchspeicheldrüse anregt, Insulin auszuschütten. Insulin ist unser wichtigstes Speicherhormon. Es schickt das Fett in die Fettzellen und sperrt es dort ein. Solange Insulin im Blut schwimmt, können Fett abbauende Enzyme ihre Wirkung nicht entfalten: Abnehmen wird unmöglich.
Man könnte auch sagen: GLYX ist die moderne Variante der Kalorie. Eine neue Währung für alle, die auf ihr Gewicht achten müssen. GLYX gibt's von eins bis 110. Unter 55 heißt niedrig – und das hält schlank; und alles, was einen GLYX über 70 hat, macht dick. So haben zum Beispiel nach Kalorienrechnung als harmlos eingestufte Lebensmittel wie Weißbrot, Brezeln, Knäckebrot, weißer Reis, Backkartoffeln, reife Bananen, Saubohnen und Fruchtsaftgetränke einen hohen GLYX. Sie sind also Dickmacher! Dafür haben angebliche Dickmacher wie Käse, Fleisch, trockener Weißwein, Eier und Bitterschokolade einen niedrigen GLYX und halten schlank. In meinem handlichen GLYX-Kompass finden Sie über 800 Lebensmittel, die nach ihrem GLYX bewertet sind.

Wie sieht das GLYX-Menü aus?
Die GLYX-Diät ist kein Regelkanon, sondern ein Prinzip. Und das funktioniert nach folgenden Richtlinien:
➤ GLYX heißt: Essen Sie 70 Prozent vom Tischleindeck-dich der Natur, denn das ist meist GLYX-niedrig: Gemüse, Obst, Fisch, Geflügel, Wild, qualitativ hochwertiges Fleisch, Milch- und Sojaprodukte sowie wertvolle pflanzliche Öle. Dann verträgt Ihr Körper auch die 30 Prozent Fix&Hopp-Produkte aus der Fabrik, die meist GLYX-hoch sind.
➤ Achten Sie darauf, dass jede Mahlzeit ausreichend Eiweiß liefert. Viel Eiweiß steckt in Milch, Käse, Quark, Joghurt, Fleisch, Fisch, in Hülsenfrüchten und in Soja-Produkten.
➤ Seefisch sollte zweimal pro Woche auf dem Esstisch stehen. Wegen seiner wertvollen Omega-3-Fettsäuren.

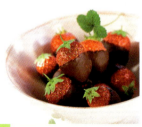

1 *Dem Himmel sei Dank sind süße Früchtchen meist GLYX-niedrig.*

Theorie
WAS IST DIE GLYX-DIÄT?

➤ Machen Sie Gemüse und Obst zur Grundlage Ihrer Ernährung. 50 Prozent des Gemüses sollten Sie roh zu sich nehmen. Das heißt: Essen Sie einmal pro Tag einen Salat, trinken Sie ein großes Glas Gemüsesaft, knabbern Sie zwischendurch Gemüsestreifen. Essen Sie zwei Portionen Obst pro Tag – das, was gerade Saison hat.

➤ Genießen Sie das Löffelchen Zucker im Kaffee, aber auf die 30,4 Kilo aus Fertigprodukten, die der Deutsche im Schnitt konsumiert, kann man gut verzichten. Zucker lockt das Hormon Insulin ins Blut, einen der Hauptverantwortlichen für überflüssige Pfunde. Gehen Sie auf kulinarische Entdeckungsreise und probieren Sie die süßen Früchte der Natur, anstatt ständig nur Schokoriegel zu naschen. Und probieren Sie auch Honig, Ahornsirup oder Apfeldicksaft. Künstliche Süßstoffe mögen für Diabetiker ein Segen sein – Gesunde brauchen sie im Grunde nicht.

➤ Machen Sie die schnellen Kohlenhydrate (GLYX-hoch) wie Kartoffeln, Nudeln, Weißbrot, Reis zu kleinen Beilagen. Am besten wählen Sie gleich die GLYX-niedrigere Vollkorn-Variante.

➤ Achten Sie auf ausreichend gesunde Fette. Fit-Fett hält jede Körperzelle jung und funktionstüchtig. Es steckt im kaltgepressten Olivenöl, in Rapsöl, Nussöl, in Nüssen, in der Avocado und im fetten Kaltwasser-Fisch. Davon können Sie essen, so viel Sie wollen. Sparen sollten Sie dagegen an den ungesunden Fetten: versteckt in Wurst, im fetten Braten, in der Friteuse, im Fertigprodukt.

➤ Trinken Sie viel. Am besten Wasser – mindestens drei Liter pro Tag. Wer nicht genug trinkt, drosselt seinen Stoffwechsel um zwei bis drei Prozent! Der Körper bunkert dann mehr Fett: zwei bis vier Kilo pro Jahr. Auch gegen ein Gläschen trockenen Wein oder zwei Tassen Kaffee und jede Menge Tee in all seinen wunderbaren Variationen oder herrliche Gemüsesäfte ist GLYX-technisch nichts einzuwenden.

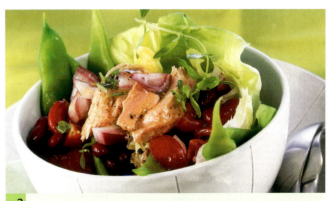

> 2 Das freut Gaumen und Körper: knackiges Gemüse, leckerer Fisch plus Oliven-, Raps-, Sesam- oder Walnussöl.

Theorie
GUT ZU WISSEN – CLEVER EINKAUFEN

Clever einkaufen und lagern

Als die deutsche Wirtschaft Anfang der Neunziger nach den fetten Jahren zur Talfahrt ansetzte, schrieb das amerikanische Times-Magazin: »*Der deutschen Wirtschaft geht es schlecht, und man kann dort am Sonntag immer noch keine Milch kaufen.*« Ein echtes Rätsel in einem Land, in dem jeder Supermarkt 24 Stunden geöffnet hat. Davon kann man bei uns nur träumen. Der deutsche Einzelhandel ist ein Paradies für Hausfrauen und Rentner. Berufstätigen gegenüber ist er dagegen gnadenlos – sie haben nur den Samstag, um durch die Regalreihen des Supermarkts zu hetzen.

Sie brauchen eine Einkaufsstrategie ...

Weil Obst und Gemüse nach der Ernte mit jedem Tag mehr Nährstoffe verlieren, gilt die Faustregel: je frischer, desto besser. Sie sollten also versuchen, möglichst oft und nur für zwei Tage frische Lebensmittel einzukaufen. Auch frischer Fisch und Geflügel halten sich maximal zwei Tage. Ausnahme: rotes Fleisch. Dies hält sich mariniert bis zu 3 Tage im Kühlschrank.

Einkauf in der Mittagspause? Auch möglich, sofern es an Ihrem Arbeitsplatz einen Kühlschrank gibt. Erkunden Sie die Umgebung nach Lebensmittel-Einzelhändlern. Und prüfen Sie, ob Sie den Einkauf in Ihren Arbeitsalltag – zum Beispiel in der Mittagspause – einbauen können.

Lassen Sie einkaufen

Ich brauche in meinem Vitamin-Kistl nur anzurufen: Ich frage, was es gibt, bestelle und hole die Tüten ab, wenn ich das nächste Mal vorbeifahre. Das Gleiche mache ich im Käseladen, beim Fischhändler und in der Metzgerei. Im Supermarkt geht's so nicht. Dort besorge ich einmal in der Woche die haltbaren Produkte. Prüfen Sie, ob Sie auf dem Weg zur Arbeit an einem oder mehreren Lebensmittelgeschäften vorbeikommen. Und dann einfach mal fragen, ob es nicht möglich wäre ...

Lassen Sie sich beliefern

Sie gehen einfach ins Internet und suchen unter »Ökokiste« oder »Naturkost« oder »Biogemüse«. Tipp: Geben Sie als zusätzliches Stichwort die Stadt oder den Landkreis ein, in dem Sie wohnen. Viele Bio-Landwirte und Biogemüse-Großhändler inserieren im Netz und liefern frei Haus. Die Bestellung erfolgt über Internet, per Fax oder telefonisch – und schon ein oder zwei Tage später steht die Kiste mit Ihrem Lebensmittelbedarf vor Ihrer Haustür. Ein toller Service für Vielbeschäftigte.

Keine Angst vor Tiefkühlkost

Weil das Gemüse nur wenige Stunden nach der Ernte eingefroren wird, enthält es sogar mehr Vitalstoffe als so manches »Frischgemüse« aus dem Geschäft. Ein Beispiel: Gartenbohnen verlieren schon am ersten Tag etwa 30 Prozent ihres Vitamin-C-Gehalts, in zwei Tagen schon 50 Prozent.

Theorie
CLEVER EINKAUFEN UND LAGERN

Tiefkühl-Gemüse und auch -Beeren sollten Sie immer im Gefrierfach haben. Kaufen Sie Tiefgekühltes erst am Ende Ihres Einkaufs, damit es auf dem Weg nach Hause nicht auftaut.
Noch ein Tipp: Tiefkühl-Fisch ist eine akzeptable Alternative, falls Sie keinen Fischhändler in Ihrer Umgebung finden. Der Fisch verliert im Eis kaum Qualität. Wichtig: Tauen Sie ihn langsam im Kühlschrank auf.

Dosenfutter?
Gemüse und Fisch aus der Dose? Was den Vitalstoffgehalt betrifft, schneiden Lebensmittelkonserven im Vergleich eher schlecht ab. Trotzdem schaden einige Dosen in der Vorratskammer nicht – als Notnagel, falls Sie mal vor einem restlos ausgeplünderten Kühlschrank stehen. Ich habe immer italienische Tomaten (geschälte, stückige und passierte), Rotkohl und Sauerkraut, Linsen, dicke Bohnen, Kichererbsen, Thunfisch, Artischocken und Kokosmilch im Haus.

GLYX auf Lager
Das sollten Sie – neben bereits genannten Dosen – auf Vorrat zu Hause haben:
➤ **Beilagen:** Naturreis, Parboiled-Naturreis, fest kochende kleine Kartoffeln, Pasta, Vollkornnudeln, Bulgur, Kichererbsen, Glasnudeln, Dinkelgrieß, Grünkernschrot.
➤ **Brot:** Roggenschrotbrot, Pumpernickel, Vollkornbrot.
➤ **Öle:** Olivenöl, Rapsöl, Leinöl, Nussöle, Sesamöl.
➤ **Süßes & Knabbereien:** Bitterschokolade, Trockenfrüchte (Apfel, Aprikose, Pflaume), ungesüßtes Apfelmus, Sonnenblumen-, Kürbis- und Pinienkerne, Haselnüsse, Walnüsse, Mandeln, Pistazien.
➤ **Süßen:** Apfel- oder Birnendicksaft, Ahornsirup, Akazienhonig, Honig, Fruchtzucker, Frutilose.
➤ **Mehl und Flocken:** Vollkornmehle (Dinkel, Roggen), Vollkornflocken (Hafer, Soja, Roggen), Haferkleie.
➤ **Getränke:** Wasser, ungesüßten Apfelsaft, Tees, trockenen Wein.
➤ **Würzen:** Meer- oder Kristallsalz, Pfefferkörner, Gemüsebrühe (ohne Glutamat), Fischsauce, Aceto balsamico, frische und getrocknete Kräuter, Sojasauce, Sambal oelek (Asienladen), Chilisauce, Tahin (Sesampaste), Erdnussmus, viele Gewürze.

Lagern Sie klug
➤ Ein Kühlschrank mit Frischkühlfächern macht modernste Vorratshaltung möglich. Dort halten Sie bei null Grad und 90 Prozent Luftfeuchtigkeit Kräuter, Salate, Obst und Beeren eine Woche taufrisch.
➤ Zitrusfrüchte, Ananas, Papayas, Mangos, Melonen, Avocados, Bananen und Tomaten gehören nicht in den Kühlschrank.
➤ Zarte Blattsalate, Spinat und Kräuter, locker in Plastikbeutel verpackt, halten sich ein bis zwei Tage im Gemüsefach des Kühlschranks frisch.
➤ Legen Sie leicht verderbliche Lebensmittel wie Fisch, Fleisch und Wurst auf die unterste Glasplatte – die kühlste Zone.

Theorie
GUT ZU WISSEN – BLITZREZEPTE

6 Ruck-zuck-Ideen für Kochmuffel

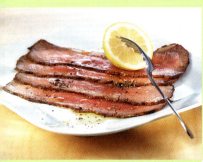

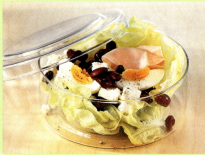

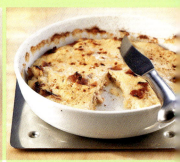

Roastbeef italienisch: Besorgen Sie sich beim Metzger 100 g Roastbeef. Die Scheiben auf einem großen Teller anrichten, mit Olivenöl beträufeln und mit Zitronensaft und Pfeffer würzen. Mit einem kleinen Salat genießen.

Power-Salat: Bereiten Sie sich einen Salat zu und peppen Sie ihn mit Eiweißprodukten auf: Würfeln von Feta, Ziegenkäse oder Mozzarella, Schinkenstreifen, Sardellen, Thunfisch, Tofuwürfeln, Kidney-Bohnen oder hart gekochtem Ei.

Bodenlose Quiche: 250 g Quark, 1 Ei, 1 gehackte Zwiebel und 100 g rohe Schinkenwürfel verrühren, mit Salz, Pfeffer und Paprikapulver würzen. In einer gefetteten Form 20 Min. bei 180° (Mitte, Umluft 160°) backen.

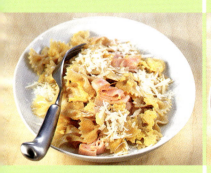

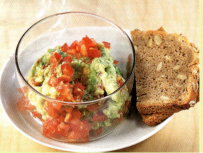

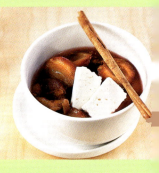

Reste-Pfanne: Erleichtern Sie Ihren Kühlschrank um platzraubende Reste, z. B. Schinken, Käse und übrig gebliebene Nudeln. In einer Pfanne Öl erhitzen, die Reste anbraten, 2 verquirlte Eier darüber geben und stocken lassen.

Guacamole: Das Fruchtfleisch von 1 reifen Avocado zerdrücken. 3 gehackte Tomaten untermischen. Mit Salz, Zitronensaft und Worcestershire-Sauce oder Tabasco abschmecken. Dazu passt gut Vollkornbrot.

Zwetschgenkompott à la française: Ungesüßtes Zwetschgenkompott aus dem Glas in einem kleinen Topf erwärmen. In ein Schüsselchen umfüllen und m Zimt abschmecken. Jungen Schafkäse einlegen und genießen.

Theorie
GUT ZU WISSEN – ESSEN AUSSER HAUS

6 GLYX-Alternativen für außer Haus

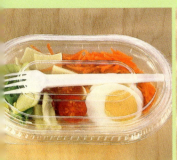

Die Salatbar: Gottlob in jeder Betriebskantine Standard. Nehmen Sie immer die extra große Portion. Lassen Sie dafür beim Hauptgericht Nudeln, Kartoffeln und Reis weg. Besser: eine Scheibe Vollkornbrot.

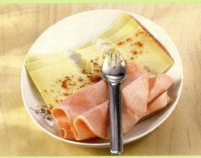

Lachs-, Schinken- & Käseteller: Greifen Sie darauf zurück – als GLYX-Alternative zu Currywurst und Lasagne. Dürfen Sie gerne kombinieren: mit einem kleinen Stückchen Brot und einem großen Salat.

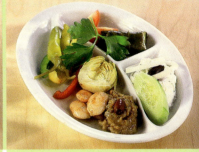

Gemischte Vorspeisen wie vom Griechen und Italiener: Eingelegte Auberginen, Paprika, Zwiebeln, Artischocken, Bohnen, Oliven. Mittlerweile gibt es diese Köstlichkeiten auch im Supermarkt und in der Metzgerei.

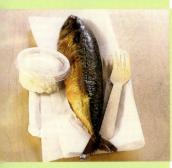

Bitte Fisch: An der Fischtheke finden Sie geräucherte Makrele, Bückling, Schillerlocke oder auch geräucherte Forelle. Dazu passt der Meerrettich-Quark aus der Kühltheke.

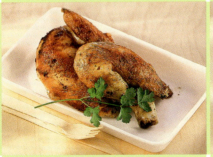

Halbes Hähnchen: Kriegen Sie an der Grillbude oder in der Metzgerei. Kaloriensparmaßnahme: Die Haut mit den Knochen entsorgen. Die ideale Beilage ist eine Portion Krautsalat. Ein Gericht wie aus dem GLYX-Lehrbuch.

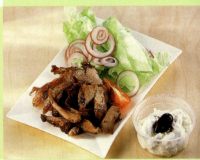

Döner »ohne«: Wer eine Döner-Bude in der Nähe hat, darf ihr ruhig auch einen Besuch abstatten. Das abgeschabte Fleisch vom Spieß mit Tsatsiki und Salat genießen – ohne Pita-Brot.

Theorie
GUT ZU WISSEN – DRESSING-REZEPTE

Dressing-Rezepte für zwei

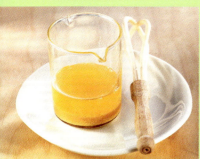 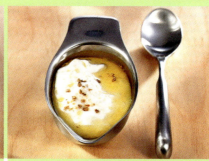 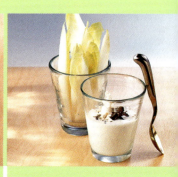

Vinaigrette: Essig-Öl-Sauce, die zu Blattsalaten, Gemüse, Sülzen und kaltem Fleisch passt. Grundrezept: 1 EL Essig, Salz, Pfeffer und 1/4 TL Senf verquirlen. 1 EL Rapsöl, 1 EL Olivenöl und 2 TL Leinöl unterschlagen.

▶ Varianten:
Kräuter-Vinaigrette: 1 Schalotte fein würfeln. Blättchen von 4 Stängeln Petersilie und 1 Zweig Basilikum abzupfen und mit 4 Schnittlauchhalmen fein hacken. Unter die Vinaigrette ziehen.
Tomaten-Vinaigrette: Die Vinaigrette ohne Senf zubereiten, stattdessen 1 TL Tomatenmark und 2 EL Wasser unterrühren.
Ingwer-Vinaigrette: 2 EL Zitronensaft, 1 TL Apfeldicksaft, 1 TL fein gewürfelten Ingwer, Salz und 1/2 TL Currypulver verquirlen. 2 EL Rapsöl und 1 TL Leinöl gründlich unterschlagen.

Sauermilch-Dressing: Sauce auf der Basis von Joghurt, Dickmilch oder saurer Sahne. Harmoniert gut mit grünen Salaten, Rohkost, Eiern, Fisch und Fleisch. Grundrezept: 3 EL Sauermilchprodukt nach Wahl mit Salz, Pfeffer, 2 TL Zitronensaft und 1 EL Olivenöl verrühren.

▶ Varianten:
Melissen-Sauce: Dünn abgeriebene Schale 1/2 unbehandelten Zitrone und 4 große, grob gehackte Zitronenmelisse-Blätter unterziehen.
Paprika-Sauce: Die Sauce mit 1/2 TL edelsüßem und 1/4 TL rosenscharfem Paprikapulver verrühren. 1 kleine Knoblauchzehe abziehen und dazupressen.
Nuss-Sauce: Das Olivenöl gegen Walnussöl austauschen. 2 Walnusskerne hacken, rösten. Mit 1 EL gehackter Petersilie unterziehen.

Käse-Dressing: Pikante Sauce, die sich ideal für Salate mit kräftigen Blättern eignet, z.B. Eisbergsalat, Chinakohl, Radicchio, Chicorée, oder auch für Salate aus Tomaten, Paprika und Früchten, z.B. Feigen oder Birne.

▶ Varianten:
Feta-Dressing: 40 g Schafkäse mit 6 EL Milch pürieren. Mit Salz, Pfeffer und 1 TL Zitronensaft würzen. 4 schwarze Oliven ohne Stein fein hacken, untermischen.
Roquefort-Creme: 2 EL saure Sahne, 2 EL Milch, Salz, Pfeffer und 2 TL Essig glatt rühren. 30 g Roquefort fein zerdrücken und mit 1 EL gehackter Petersilie unter die Creme ziehen.
Parmesan-Dressing: 50 g Frischkäse (16% Fett absolut) mit 2 EL Joghurt und 1 EL Zitronensaft verrühren. 1 EL geriebenen Parmesan unterziehen. Salzen und pfeffern.

Theorie
GUT ZU WISSEN – DESSERT-REZEPTE

Desserts – zu zweit genießen

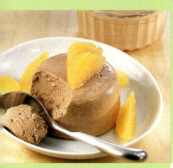
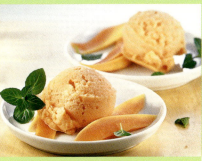
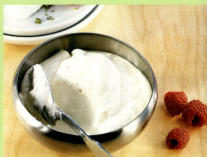

Schoko-Flammeri: 40 g Bitterschokolade (mindestens 70 % Kakaoanteil) hacken. In 200 ml Milch bei milder Hitze unter Rühren schmelzen lassen. 2 1/2 Blatt weiße Gelatine in kaltem Wasser 5 Min. einweichen. 1 TL Akazienhonig und 2 TL gehackte Mandeln unter die Schokomilch rühren, vom Herd nehmen. Die Gelatine ausdrücken und unterrühren, bis sie sich aufgelöst hat. Die Creme 20 Min. kalt stellen.
50 g Sahne steif schlagen und unterheben. Die Schokocreme in zwei kalt ausgespülte Förmchen verteilen und mindestens 2 Std. kalt stellen.
Vor dem Servieren 1 kleine Orange samt der weißen Haut schälen, die Filets zwischen den Trennwänden herausschneiden. Die Flammeris auf Teller stürzen und mit den Orangenfilets garnieren.

Kokos-Papaya-Eis: 1 reife Papaya halbieren, entkernen und schälen. 4 schöne Spalten zum Garnieren herausschneiden. Das übrige Fruchtfleisch grob würfeln, mit 2 EL Limettensaft beträufeln und fein pürieren. Mit 2 TL Honig süßen, mit 100 g ungesüßter Kokosmilch (Dose) verrühren. 1 kleines Eiweiß steif schlagen und unterheben. Die Kokoscreme in eine Metallschüssel füllen und in 2–3 Std. gefrieren lassen. Damit das Eis schön cremig wird, häufig umrühren. Wer eine Eismaschine hat, ist noch besser dran.
Das Kokos-Eis vor dem Servieren etwas antauen lassen, mit einem Eisportionierer Kugeln abstechen und mit den übrigen Papayaspalten dekorativ auf zwei Tellerchen anrichten. Mit Minzeblättchen garnieren.

Quark-Mousse: 250 g Magerquark, 2 TL Ahornsirup, 2 TL Zitronensaft und 1/4 TL abgeriebene Schale einer unbehandelten Zitrone glatt rühren. 2 Blatt weiße Gelatine in kaltem Wasser 5 Min. einweichen, ausdrücken und bei schwacher Hitze unter Rühren auflösen. Unter den Quark ziehen. 50 g Sahne steif schlagen und unterheben. Die Quarkmasse in eine kleine Schale füllen und mindestens 2 Std. im Kühlschrank fest werden lassen.
Vor dem Servieren 100 g Himbeeren vorsichtig waschen und verlesen. Von der Mousse mit 2 angefeuchteten Esslöffeln Nocken abstechen, auf 2 Tellern anrichten und mit den Himbeeren garnieren. Mit 1 TL gehackten Pistazien bestreuen.

Frühstück – schnell & einfach

Im Grunde mögen Sie weder Routine noch Eintönigkeit? Dann starten Sie doch gleich mit Vielfalt und Abwechslung in den Tag. Beenden Sie die ewige Cornflakes-Ära und kombinieren Sie zum Beispiel Früchte mit Joghurt oder Dickmilch. Wenn Sie mehr der herzhafte Typ sind – dann gönnen Sie der Leberwurst eine Pause: Linsen und Champignons passen auch aufs Brot. Hervorragend sogar.

15 Birnen-Kiwi-Salat
15 Tomaten-Kräuter-Brot
16 Roggenkorn-Brötchen
16 Blaubeer-Muffins
18 Früchte-Müsli
18 Orangen-Feigen-Müsli
18 Beeren mit Sanddorn-Dickmilch
21 Mandarinen-Aprikosen-Aufstrich
21 Walnuss-Quark
21 Pflaumen-Mus
22 Paprika-Linsen-Aufstrich
22 Rucola-Creme
22 Champignon-Aufstrich

Rezepte
BLITZREZEPTE

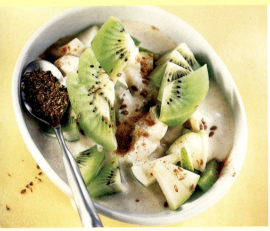
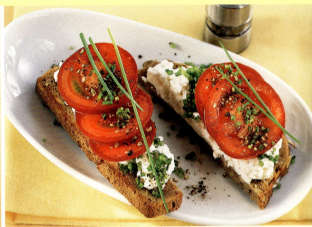

Blitzrezepte

Birnen-Kiwi-Salat

FÜR 1 PERSON

➤ 1 reife Birne | 2 TL Zitronensaft
1 reife Kiwi | 150 g Naturjoghurt
1 TL Birnendicksaft | 1/2 TL Zimt
1 TL geschroteter Leinsamen

1 | Die Birne gut waschen, vierteln, entkernen und in kleine Würfel schneiden. In eine kleine Schale geben und sofort mit Zitronensaft beträufeln. Die Kiwi schälen, längs vierteln und in Scheiben schneiden, vorsichtig unterheben.

2 | Den Joghurt mit Birnendicksaft und Zimt verrühren, auf das Obst geben und mit Leinsamen bestreuen.

Tomaten-Kräuter-Brot

FÜR 1 PERSON

➤ 1/2 Bund Schnittlauch | 1 kleine Strauchtomate | 1 Scheibe Roggen-Vollkornbrot (ca. 45 g) | 2 EL körniger Frischkäse | schwarzer Pfeffer

1 | Den Schnittlauch waschen, trockenschütteln und in Röllchen schneiden. Die Tomate waschen, in Scheiben schneiden.

2 | Die Brotscheibe mit dem Frischkäse bestreichen und halbieren. Die Schnittlauchröllchen bis auf 1 TL üppig auf beide Brothälften streuen. Die Tomatenscheiben darauf legen. Mit Pfeffer übermahlen und mit 1 TL Schnittlauch bestreuen.

Rezepte
FRÜHSTÜCK – SCHNELL & EINFACH

GLYX-freundlich
Roggenkorn-Brötchen

FÜR 16 STÜCK (JE CA. 45 G)

- 250 g Roggen-Vollkornmehl
  200 g geschroteter Roggen
  20 g Sonnenblumenkerne
  1/2 Päckchen Natursauerteig (7,5 g) oder Trocken-Vollkorn-Sauerteig (50 g)
  1 TL gemahlenes Brotgewürz | 1 TL Salz
  100 ml Buttermilch
  1 Päckchen Trockenhefe
  1/2 TL Akazienhonig
  Mehl zum Ausrollen
  Roggenschrot zum Bestreuen
  Backpapier für das Blech

- Zubereitung: 30 Min.
- Gehzeit: 2 Std.
- Backzeit: 30 Min.
- Pro Stück ca.: 4 g Eiweiß

1 | Roggenmehl und -schrot, Sonnenblumenkerne, Sauerteig, Brotgewürz, Salz und Buttermilch in eine Schüssel geben. Hefe, Honig und 1/4 l lauwarmes Wasser hinzufügen und alle Zutaten mit den Knethaken des elektrischen Handrührgeräts in 10 Min. zu einem glatten Teig verkneten (er ist recht feucht!). Zugedeckt an einem warmen Ort 1 Std. 30 Min. gehen lassen.

2 | Den Teig auf bemehlter Arbeitsfläche noch einmal kräftig durchkneten. Nacheinander 16 Portionen abstechen und zu runden Brötchen formen. Auf ein mit Backpapier belegtes Blech setzen und zugedeckt noch 30 Min. gehen lassen.

3 | Den Backofen auf 200° vorheizen. Eine feuerfeste Schale mit kochend heißem Wasser hineinstellen. Die Brötchen mit Wasser bepinseln und mit etwas Schrot bestreuen. Im heißen Ofen 30–35 Min. backen (Mitte, Umluft 180°). Auf einem Kuchengitter auskühlen lassen.

TIPP — **Vorratstipp**
Die Brötchen nach dem Backen abkühlen lassen und so bald wie möglich in kleinen Portionen einfrieren.

auf Vorrat einfrieren
Blaubeer-Muffins

FÜR 12 STÜCK

- 200 g Blaubeeren
  150 g Dinkel-Vollkornmehl
  50 g gemahlene Mandeln
  1 TL Backpulver | 2 Eier
  100 g Naturjoghurt
  75 g Fruchtzucker
  75 ml Rapsöl
  Fett für die Form

- Zubereitung: 20 Min.
- Backzeit: 25 Min.
- Pro Stück ca.: 4 g Eiweiß

1 | Das Muffinblech dünn einfetten. Den Backofen auf 180° vorheizen. Die Beeren abbrausen, verlesen, trockentupfen. Mehl, Mandeln und Backpulver mischen.

2 | Eier, Joghurt, Zucker und Öl verquirlen. Die Mehlmischung unterrühren. Die Blaubeeren unterheben.

3 | In die Vertiefungen füllen und im heißen Ofen (Mitte, Umluft 160°) 25 Min. backen. Im Blech 5 Min. ruhen lassen, auf einem Gitter auskühlen.

im Bild vorne: **Blaubeer-Muffins**   *im Bild hinten:* **Roggenkorn-Brötchen**

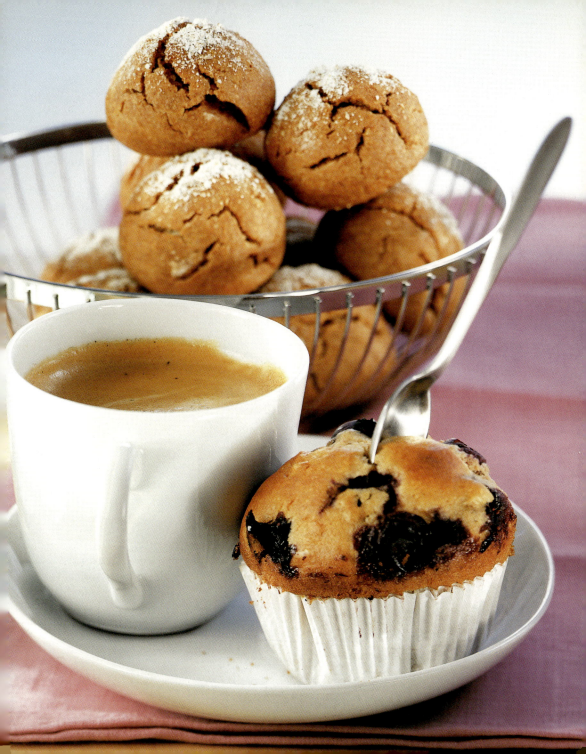

Rezepte
FRÜHSTÜCK – SCHNELL & EINFACH

für den Vorrat
Früchte-Müsli

ERGIBT CA. 700 G

- 250 g Vollkorn-Haferflocken
- 100 g Sojaflocken
- 100 g Roggenflocken
- 100 g Haferkleie
- 50 g Haselnüsse
- 25 g Sonnenblumenkerne
- 25 g Kürbiskerne
- 3 getrocknete Aprikosen
- 3 Backpflaumen
- 3 getrocknete Apfelringe

⏲ Zubereitung: 20 Min.
➤ Pro Portion (30 g) ca.: 5 g Eiweiß

1 | Hafer-, Soja- und Roggenflocken mit Haferkleie in einer großen Schüssel mischen.

2 | Die Nüsse grob hacken. Mit den Sonnenblumen- und Kürbiskernen in einer Pfanne ohne Fett 5 Min. rösten. Vom Herd nehmen.

3 | Die getrockneten Früchte in sehr kleine Würfel schneiden. Mit den gerösteten Nüssen und Kernen unter die Flocken-Mischung mengen.

Das Müsli in ein gut verschließbares Gefäß oder Dose füllen und an einem dunklen, kühlen Ort aufbewahren. Es ist etwa 2 Monate haltbar.

TIPP Bereiten Sie 2 EL Müsli mit Milch oder einem Milchprodukt wie Joghurt, Dickmilch, Kefir, Buttermilch zu und kombinieren Sie es mit frischen Früchten.

schnell | fruchtig
Orangen-Feigen-Müsli

FÜR 1 PERSON

- 2 EL Früchte-Müsli oder Vollkorn-Haferflocken
- 150 g Quarkzubereitung (0,2 % Fett, ersatzweise 150 g Magerquark + 3 EL Mineralwasser)
- 1 TL Akazienhonig
- 1 Orange | 1 frische Feige

⏲ Zubereitung: 15 Min.
➤ Pro Portion ca.: 17 g Eiweiß

1 | Müsli oder Flocken in einer Schale mit Quark und Honig verrühren.

2 | Die Orange schälen und in kleine Stücke schneiden. Auf dem Müsli anrichten. Die Feige waschen, trockentupfen und klein würfeln. Auf die Orangen streuen.

gelingt leicht
Beeren mit Sanddorn-Dickmilch

FÜR 1 PERSON

- 150 g gemischte Beeren (frisch oder TK)
- 200 g Dickmilch
- 1 EL Sanddorn-Vollfrucht mit Honig (Reformhaus)
- 1 EL Vollkorn-Haferflocken

⏲ Zubereitung: 10 Min.
➤ Pro Portion ca.: 10 g Eiweiß

1 | Die Beeren vorsichtig waschen, verlesen und putzen. Gefrorene Beeren über Nacht auftauen lassen. In einen tiefen Teller geben.

2 | Die Dickmilch mit Sanddornsaft verrühren und über die Beeren gießen. Die Haferflocken in einer Pfanne rösten, bis sie duften. Die Beeren damit bestreuen.

im Bild vorne: Beeren mit Sanddorn-Dickmilch   *Bild Mitte:* Orangen-Feigen-Müsli   *im Bild hinten:* Früchte-Müsli ➤

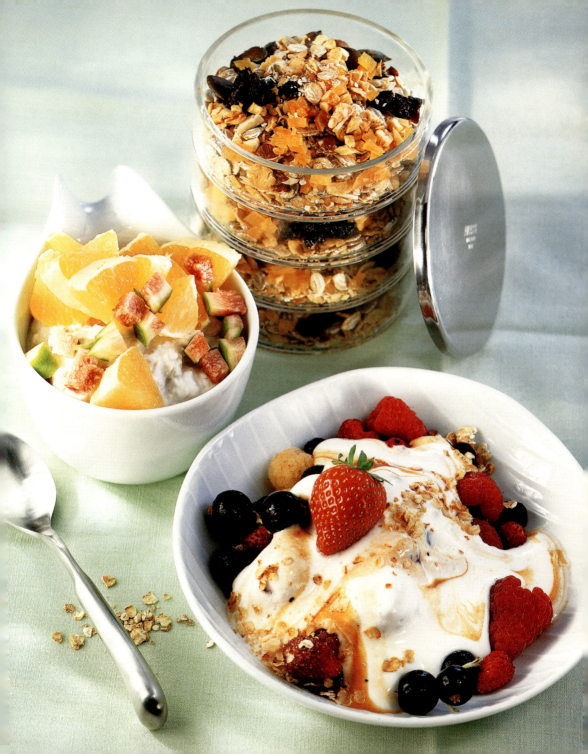

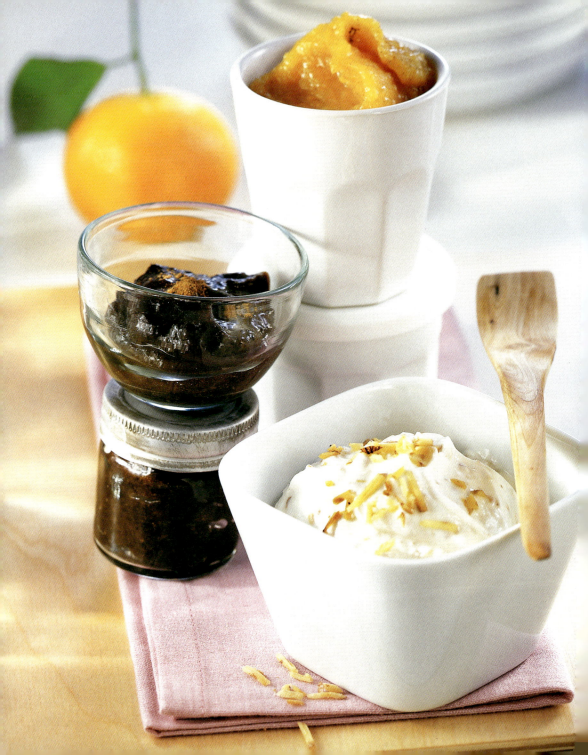

Rezepte
FRÜHSTÜCK – SCHNELL & EINFACH

gelingt leicht
Mandarinen-Aprikosen-Aufstrich

FÜR 10 PORTIONEN (CA. 250 G)

- 100 g getrocknete Soft-Aprikosen
- 3 Mandarinen
- 1 Vanilleschote
- 2 TL Akazienhonig

🕒 Zubereitung: 15 Min.
▶ Pro Portion ca.: 1 g Eiweiß

1 | Die Aprikosen fein würfeln, 1 Mandarine auspressen und Aprikosen und Saft im Mixer oder mit dem Pürierstab fein pürieren.

2 | Die übrigen Mandarinen schälen und in Spalten teilen, diese in kleine Stücke schneiden und dabei entkernen. Mit dem Aprikosenpüree zu einer streichfähigen Masse pürieren.

3 | Das Fruchtpüree mit dem ausgekratzten Mark der Vanilleschote würzen und mit Honig süßen. In ein kleines, heiß ausgespültes Glas füllen und im Kühlschrank aufbewahren. Haltbarkeit: 8–10 Tage.

▶ Variante: Die Mandarinen durch 150 g gemischte frische oder tiefgekühlte Beeren ersetzen.

erfrischend | für den Vorrat
Walnuss-Quark

FÜR 10 PORTIONEN (CA. 300 G)

- 40 g Walnusskerne
- 250 g Magerquark
- 1 EL Akazienhonig
- je 1 EL Zitronen- und Orangensaft

🕒 Zubereitung : 15 Min.
▶ Pro Portion ca.: 4 g Eiweiß

1 | Die Walnüsse grob hacken und in einer trockenen Pfanne unter Rühren rösten, bis sie duften. Vom Herd nehmen und abkühlen lassen.

2 | Den Quark mit Honig, Zitronen- und Orangensaft verrühren, die Nüsse untermischen. In ein Schraubglas füllen und gut gekühlt aufbewahren. Hält sich 3–4 Tage.

würzig-süß
Pflaumen-Mus

FÜR 10 PORTIONEN (CA. 230 G)

- 125 g Soft-Backpflaumen
- 1/8 l ungesüßter Apfelsaft
- 2 Messerspitzen Zimt
- 1/4 TL abgeriebene Schale von 1 unbehandelten Zitrone

🕒 Zubereitung: 30 Min.
▶ Pro Portion ca.: 0 g Eiweiß

1 | Die Backpflaumen fein hacken und im Apfelsaft 20 Min. einweichen.

2 | Die Pflaumen mit dem Saft fein pürieren, mit Zimt und Zitronenschale würzen. Die Fruchtmasse in ein kleines Glas mit Twist-Off-Deckel füllen und im Kühlschrank lagern. Haltbarkeit: 14 Tage.

TIPP Pflaumen-Frischkäse-Aufstrich: 1 EL Pflaumenmus mit 2 EL körnigem Frischkäse mischen und auf ein Vollkornbrot streichen.

◀ im Bild vorne: Walnuss-Quark   Bild Mitte: Pflaumen-Mus   im Bild hinten: Mandarinen-Aprikosen-Aufstrich

Rezepte
FRÜHSTÜCK – SCHNELL & EINFACH

gut vorzubereiten
Paprika-Linsen-Aufstrich

FÜR 10 PORTIONEN
(CA. 300 G)

- 1 kleine rote Paprikaschote
- 1 kleine Zwiebel
- 2 TL Rapsöl
- 80 g rote Linsen
- 150 ml Gemüsebrühe
- 1 TL Paprikapulver edelsüß
- Salz | Pfeffer | 1 TL Essig

Zubereitung: 30 Min.
Pro Portion ca.: 0 g Eiweiß

1 | Die Paprika vierteln, putzen, waschen und fein würfeln. Die Zwiebel abziehen und fein hacken.

2 | Das Öl erhitzen, Zwiebel und Paprika darin 5 Min. braten. Die Linsen einrühren, die Brühe angießen. Mit Paprika, Salz und Pfeffer würzen. Zugedeckt bei milder Hitze 10 Min. köcheln lassen.

3 | Leicht abgekühlt pürieren. Mit Essig, Salz und Pfeffer würzen. In ein Schraubglas füllen, gut gekühlt aufbewahren, hält sich 4–5 Tage.

schnell | würzig
Rucola-Creme

FÜR 10 PORTIONEN
(CA. 350 G)

- 200 g Frischkäse (16 % Fett absolut)
- 125 g Naturjoghurt
- 1 Hand voll Rucola
- 1 Frühlingszwiebel
- 1–2 TL Zitronensaft
- Salz | Pfeffer

Zubereitung: 15 Min.
Pro Portion ca.: 2 g Eiweiß

1 | Frischkäse und Joghurt verrühren. Rucola waschen und hacken. Die Frühlingszwiebel waschen, putzen und in feine Ringe schneiden.

2 | Rucola und Zwiebeln unter die Käsecreme ziehen, mit Zitronensaft, Salz und Pfeffer würzen. Abgedeckt kühl aufbewahren, hält sich 2–3 Tage.

TIPP
Alle Aufstriche schmecken prima auf Vollkornbrot oder -brötchen. »On top«: frische Radieschen, Tomaten oder Gurken.

auch fürs Büfett
Champignon-Aufstrich

FÜR 10 PORTIONEN
(CA. 300 G)

- 150 g Champignons
- 1 Schalotte | 1 EL Olivenöl
- 2 TL getrockneter Thymian
- Salz | Pfeffer
- 100 g Ricotta
- 100 g Magerquark
- 1 TL Aceto balsamico

Zubereitung: 20 Min.
Pro Portion ca.: 3 g Eiweiß

1 | Die Pilze putzen und sehr fein hacken. Die Schalotte abziehen und fein hacken.

2 | Das Öl erhitzen, die Schalotte darin glasig braten. Die Pilze hinzufügen, mit Thymian, Salz und Pfeffer würzen und bei mittlerer Hitze unter Rühren 5 Min. braten.

3 | Ricotta und Quark cremig rühren, das Pilzgemüse untermischen, mit Salz, Pfeffer und Essig abschmecken. In einem Twist-Off-Glas im Kühlschrank aufbewahren, hält sich 3–4 Tage.

im Bild vorne: Champignon-Aufstrich *Bild Mitte:* Rucola-Creme *im Bild hinten:* Paprika-Linsen-Aufstrich

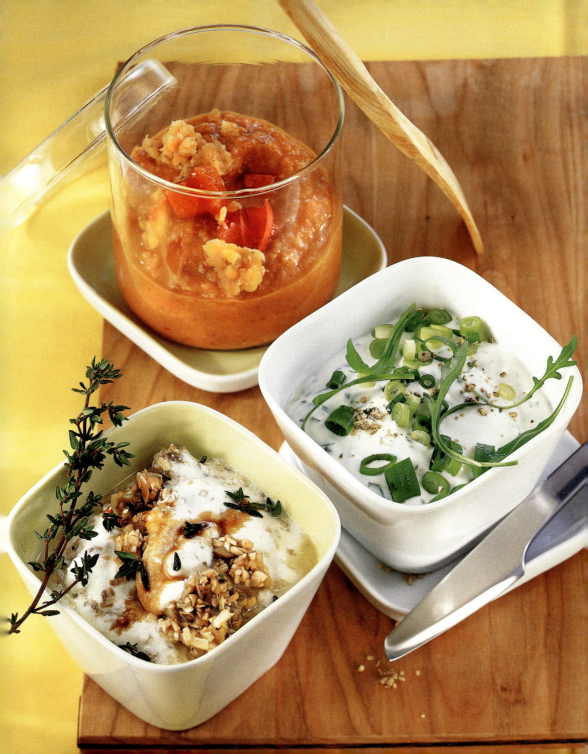

Fitness-Snacks und -Drinks

Machen Sie in der Küche Platz für die wichtigen Dinge: für Gurken, Paprika, Sellerie, Champignons, Äpfel, Erdbeeren, Trauben, Himbeeren, Mozzarella, Kefir, Frischkäse. Alles Zutaten, mit denen Sie den kleinen Hunger zwischendurch besiegen. Das »Veredeln« geht ganz schnell. Und es lohnt sich. Denn die Snacks und Drinks verschonen die Hüften und spenden jede Menge Energie für den Tag.

25	Himbeer-Joghurt	30	Apfel-Kompott
25	Spitzpaprika mit Feta	30	Erdbeer-Kefir
26	Marinierte Champignons	30	Pfirsich-Kaltschale
26	Rot-Weiß-Spießchen	33	Mango-Lassi
26	Thunfisch-Salat	33	Trauben-Melisse-Mix
28	Gemüsestreifen mit Dip	33	Grapefruit-Beeren-Drink
28	Erdnuss-Dip	34	Gurken-Kefir
28	Käse-Dip	34	Tomaten-Shake
28	Kräuter-Dip	34	Milchschaum-Kaffee

Rezepte
BLITZREZEPTE

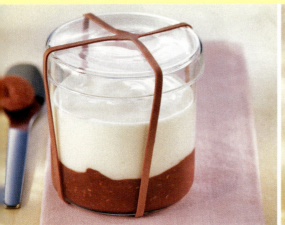
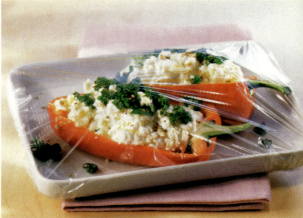

Blitzrezepte

Himbeer-Joghurt

FÜR 1 PERSON

➤ 125 g Himbeeren (frisch oder tiefgekühlt und aufgetaut) | 1 TL Zitronensaft | 1 TL Ahornsirup | 150 g Naturjoghurt

1 | Frische Himbeeren vorsichtig abbrausen, trockentupfen und verlesen. Mit Zitronensaft und Ahornsirup fein pürieren. Das Himbeerpüree in ein gut verschließbares Schraubglas füllen.

2 | Den Joghurt cremig rühren, auf das Himbeerpüree löffeln und abgedeckt kalt stellen.

➤ Variante: Turboschnell – alle Zutaten pürieren und kalt stellen.

Spitzpaprika mit Feta

FÜR 1 PERSON

➤ 1 rote Spitzpaprika | 30 g Feta
100 g körniger Frischkäse
1 TL Olivenöl | Salz | Pfeffer
1/2 TL getrockneter Oregano
1 EL Schnittlauchröllchen

1 | Die Paprika längs aufschneiden, putzen und waschen.

2 | Den Feta mit einer Gabel zerdrücken. Mit Frischkäse und Öl mischen, mit Salz, Pfeffer und Oregano würzen. Den Schnittlauch unterheben. Die Creme in die Paprikahälften füllen.
Zum Mitnehmen: In Klarsichtfolie wickeln und in einer Frischhaltebox transportieren.

Rezepte
FITNESS-SNACKS UND -DRINKS

gut vorzubereiten
Marinierte Champignons

FÜR 1 PERSON

- 100 g kleine Champignons
  1 Schalotte
  1 kleine Knoblauchzehe
  1 kleiner Zweig Rosmarin
  1 EL Olivenöl
  1 TL Aceto balsamico
  Salz | Pfeffer

- Zubereitung: 15 Min.
- Marinierzeit: 12 Std.
- Pro Portion ca.: 3 g Eiweiß

1 | Die Pilze trocken putzen. Die Schalotte und den Knoblauch abziehen, die Schalotte fein hacken. Die Rosmarinnadeln vom Zweig streifen und hacken.

2 | Das Öl in einer Pfanne erhitzen. Champignons, Schalotte und den Knoblauch – durch die Presse dazudrücken – darin bei starker Hitze 1–2 Min. anbraten. Mit Essig, Salz, Pfeffer und Rosmarin würzen, noch 1 Min. braten. Die Mischung vom Herd nehmen.

3 | In eine gut verschließbare Frischhaltebox geben und über Nacht im Kühlschrank marinieren. Am nächsten Tag genießen: Am meisten Spaß macht es, die Champignons mit einem Cocktailspießchen aufzupicken.

schnell | leicht
Rot-Weiß-Spießchen

FÜR 1 PERSON

- 8 Kirschtomaten
  40 g Mozzarella (oder 4 kleine Mozzarellakugeln)
  8 Basilikumblättchen
  4 kleine Holzspieße

- Zubereitung: 10 Min.
- Pro Portion ca.: 9 g Eiweiß

1 | Die Tomaten waschen. Den Mozzarella in 4 Würfel schneiden bzw. die Mozzarellakugeln abtropfen lassen.

2 | Abwechselnd je 1 Tomate, Basilikumblättchen, Mozzarella und 1 zweite Tomate auf Holzspieße stecken.
Zum Mitnehmen: In eine verschließbaren Frischhaltebox transportieren.

Sattmacher
Thunfisch-Salat

FÜR 1 PERSON

- 1 kleine Dose Thunfisch im eigenen Saft (60 g)
  1 Frühlingszwiebel
  1 Cornichon | 1 TL Olivenöl
  Salz | Pfeffer
  1 Minigurke (ca. 150 g)

- Zubereitung: 15 Min.
- Pro Portion ca.: 11 g Eiweiß

1 | Den Thunfisch abgießen und zerpflücken. Die Frühlingszwiebel waschen, putzen und in feine Ringe schneiden. Cornichon klein würfeln.

2 | Thunfisch, Frühlingszwiebel, Cornichon und Öl mischen, mit Salz und Pfeffer würzen.

3 | Die Gurke schälen und in dünne Scheiben schneiden. Auf einem Teller überlappend ausbreiten, den Thunfisch-Mix darauf verteilen.
Zum Mitnehmen: Den Thunfisch-Mix in einer gut verschließbaren Frischhaltebox transportieren. Die Minigurke erst unmittelbar vor dem Essen aufschneiden.

im Bild vorne: Thunfisch-Salat *Bild Mitte:* Marinierte Champignons *im Bild hinten:* Rot-Weiß-Spießchen

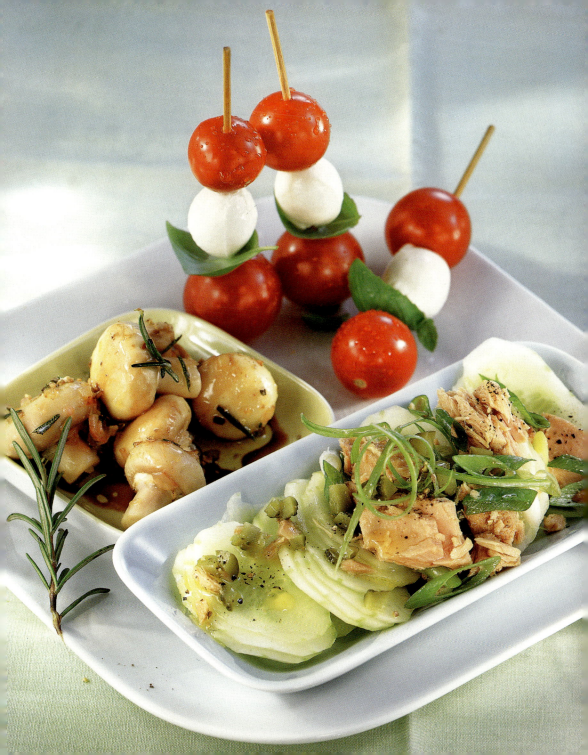

Rezepte
FITNESS-SNACKS UND -DRINKS

knackiger Genuss
Gemüsestreifen mit Dip

FÜR 1 PERSON

- 1 kleine rote Paprikaschote
- 1 Stange Staudensellerie
- 1 Minigurke (ca. 100 g)

Zubereitung: 10 Min.

1 | Die Paprika vierteln, putzen, waschen und in fingerbreite Streifen schneiden. Den Sellerie waschen, putzen und in etwa 10 cm lange Stücke schneiden. Die Gurke schälen, längs halbieren, entkernen und in fingerdicke, etwa 10 cm lange Stifte schneiden. Das Gemüse mit einem der drei Dips genießen.

scharf
Erdnuss-Dip

FÜR 1 PERSON

- 125 g Sojajoghurt natur
- 2 TL Erdnussmus
- 1 TL Limettensaft
- 2 TL helle Sojasauce
- 1 Messerspitze Sambal oelek | Salz
- 5 geschälte Erdnüsse

Zubereitung: 7 Min.
Pro Portion ca.: 20 g Eiweiß

1 | Den Joghurt mit Erdnussmus, Limettensaft und Sojasauce gründlich verrühren. Mit Sambal oelek und Salz pikant abschmecken.

2 | Die Erdnüsse fein hacken und auf den Dip streuen.

orientalisch
Käse-Dip

FÜR 1 PERSON

- 2 EL Frischkäse (16 % Fett)
- 1 EL Ajvar (scharfes Paprikapüree)
- 1 TL Zitronensaft
- 1/4 TL gemahlener Kreuzkümmel
- Salz | Pfeffer

Zubereitung: 5 Min.
Pro Portion ca.: 5 g Eiweiß

1 | Frischkäse und Ajvar glatt rühren. Mit Zitronensaft, Kreuzkümmel, Salz und Pfeffer würzen.

würzig-leicht
Kräuter-Dip

FÜR 1 PERSON

- 1/2 Bund Petersilie
- 6 Basilikumblättchen
- 1 EL gemahlene Mandeln
- 1 EL geriebener Parmesan
- 1 TL Aceto balsamico
- 4 EL Gemüsefond (ersatzweise Gemüsebrühe)
- 2 EL Olivenöl
- Salz | Pfeffer

Zubereitung: 10 Min.
Pro Portion ca.: 9 g Eiweiß

1 | Die Petersilie waschen, trockenschütteln, die Blättchen abzupfen und sehr fein hacken. Die Basilikumblättchen ebenfalls hacken.

2 | Die Kräuter mit Mandeln, Parmesan, Essig und Fond pürieren. Das Öl untermixen, den Dip mit Salz und Pfeffer abschmecken.

TIPP **Zum Mitnehmen:** Gemüse und Dip getrennt in zwei gut verschließbaren Frischhalteboxen mitnehmen.

im Bild vorne: **Erdnuss-Dip** *Bild Mitte:* **Käse-Dip** *im Bild hinten:* **Kräuter-Dip**

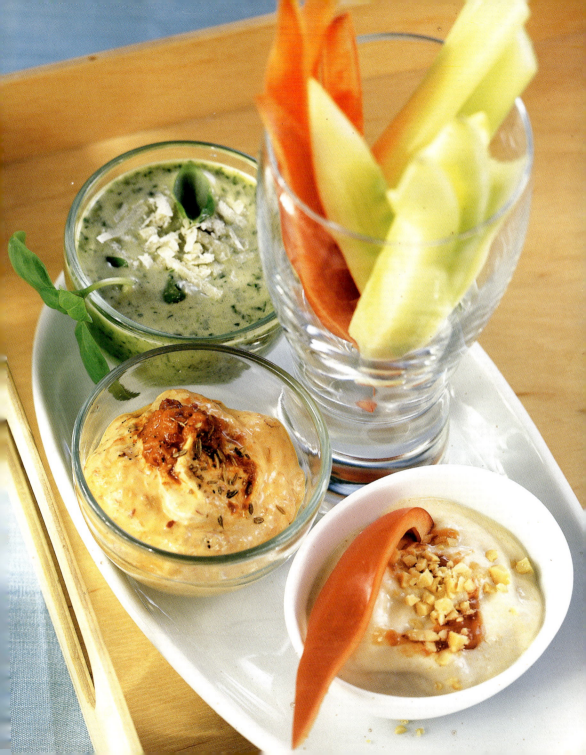

Rezepte
FITNESS-SNACKS UND -DRINKS

gut vorzubereiten
Apfel-Kompott

FÜR 1 PERSON

- 1 säuerlicher Apfel
  1/4 TL Zimtpulver
  4 EL ungesüßter Apfelsaft
  100 g Quarkzubereitung (0,2 % Fett, ersatzweise 100 g Magerquark + 2 EL Mineralwasser)
  1 TL flüssiger Honig
  1 Stück Bitterschokolade (ca. 10 g; 70% Kakao)

- Zubereitung: 15 Min.
- Pro Portion ca.: 15 g Eiweiß

1 | Den Apfel vierteln, schälen, entkernen und in Stücke schneiden. Mit Zimt und Apfelsaft in einem kleinen Topf zugedeckt bei schwacher Hitze 3 Min. dünsten. Vom Herd nehmen und abkühlen lassen.

2 | Quark und Honig verrühren. Auf dem Apfel verteilen. Die Schokolade grob hacken und darüber streuen.
Zum Mitnehmen: Kompott und Honig-Quark getrennt in zwei gut verschließbaren Frischhalteboxen transportieren, vor dem Essen mischen.

schnell | süß
Erdbeer-Kefir

FÜR 1 PERSON

- 100 g Erdbeeren
  100 g Kefir
  1 TL Ahornsirup
  1/4 TL gemahlene Vanille (Reformhaus)
  1 TL gehackte Pistazien

- Zubereitung: 10 Min.
- Pro Portion ca.: 5 g Eiweiß

1 | Die Erdbeeren abbrausen und die Blütenkelche herausschneiden. 1 Erdbeere in Scheiben schneiden, die übrigen Beeren mit dem Kefir fein pürieren.

2 | Ahornsirup und Vanille unterrühren. Die Mischung in eine gut verschließbare Frischhaltebox geben, mit den Erdbeerscheiben und Pistazien bestreuen. Am Arbeitsplatz genüsslich auslöffeln.

TIPP Schmeckt auch klasse mit Heidelbeeren, Himbeeren oder Brombeeren.

auch ein prima Dessert
Pfirsich-Kaltschale

FÜR 1 PERSON

- 1 reifer Pfirsich
  1/2 Orange
  1 Messerspitze Nelkenpulver
  2 EL Naturjoghurt
  1–2 Minzeblättchen (nach Belieben)

- Zubereitung: 15 Min.
- Pro Portion ca.: 2 g Eiweiß

1 | Den Pfirsich überbrühen und kurz im kochend heißen Wasser ziehen lassen. Mit kaltem Wasser abschrecken, häuten, halbieren und entsteinen. Den Saft der halben Orange auspressen (75–100 ml) und mit dem Pfirsich-Fruchtfleisch pürieren. Mit dem Nelkenpulver abschmecken.

2 | Das Pfirsichpüree in einem gut verschließbaren Gefäß mitnehmen, bis zum Genuss kalt stellen. Einen Klecks Joghurt obendrauf geben und mit einem Löffelstiel spiralförmig unterziehen. Mit Minze garnieren.

im Bild vorne: **Pfirsich-Kaltschale**　　Bild Mitte: **Apfel-Kompott**　　im Bild hinten: **Erdbeer-Kefir**

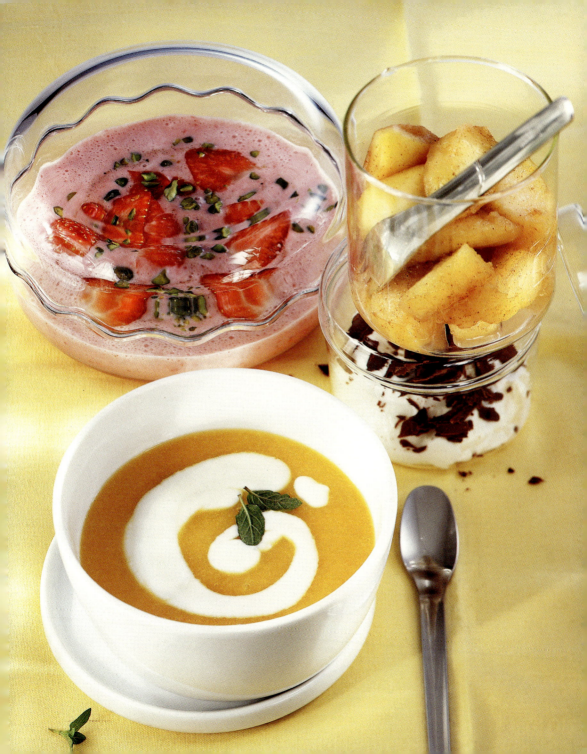

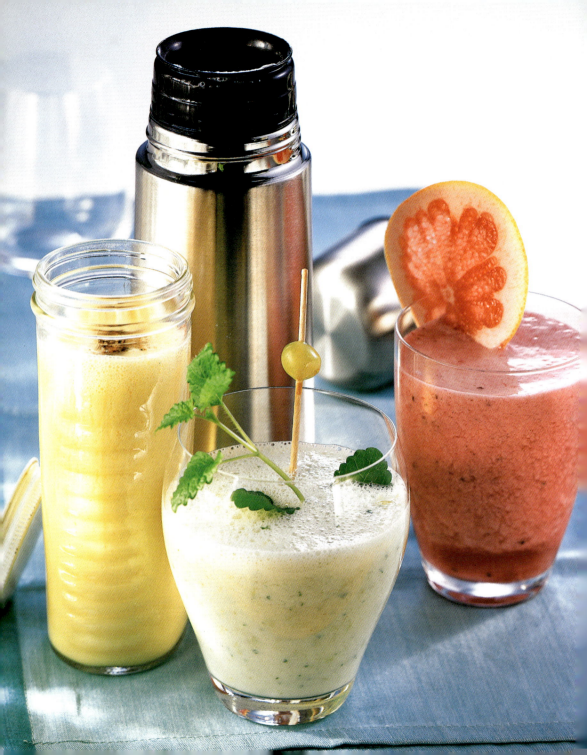

Rezepte
FITNESS-SNACKS UND -DRINKS

Spezialität aus Indien
Mango-Lassi

FÜR 1 PERSON

- 1 Stück Mango (ca. 120 g)
  150 g Naturjoghurt
  100 ml Mineralwasser
  1 TL Frutilose (flüssige Obstsüße; Reformhaus)
  1 Prise Salz
  1 Messerspitze gemahlener Kardamom
  3 Eiswürfel (nach Belieben)

- Zubereitung: 10 Min.
- Pro Portion ca.: 6 g Eiweiß

1 | Die Mango schälen, würfeln und mit Joghurt, 50 ml Mineralwasser, Frutilose, Salz und Kardamom pürieren.
Zum Mitnehmen: Den Drink in ein gut verschließbares Gefäß geben. Mit Mineralwasser auffüllen und mit Eiswürfeln servieren.

> **TIPP** Kein Kühlschrank am Arbeitsplatz? Dann 150 g Magermilchjoghurt aus dem Supermarkt mit 100 ml Mango-Dicksaft (Reformhaus) verrühren, mit kaltem Mineralwasser auffüllen.

mal was anderes
Trauben-Melisse-Mix

FÜR 1 PERSON

- 125 g grüne, kernlose Weintrauben
  1 Zweig Zitronenmelisse
  1 EL Zitronensaft
  1 TL Akazienhonig
  200 g eiskalte Buttermilch

- Zubereitung: 12 Min.
- Pro Portion ca.: 8 g Eiweiß

1 | Die Trauben waschen, abzupfen und halbieren. Melisse waschen, trockenschütteln, Blättchen vom Zweig zupfen, grob hacken und dazugeben. Mit Zitronensaft, Honig und der Hälfte der Buttermilch fein pürieren.

2 | Die übrige Buttermilch hinzufügen und unterquirlen.
Zum Mitnehmen: Den Drink in eine kleine Thermosflasche füllen. Oder in einen gut verschließbaren Trinkbecher füllen und kalt stellen.

sehr erfrischend
Grapefruit-Beeren-Drink

FÜR 1 PERSON

- 1/2 rosa Grapefruit
  50 g Beeren (TK)
  1 TL Ahornsirup
  150 ml kalte Trinkmolke (ersatzweise Buttermilch)
  3 Eiswürfel (nach Belieben)

- Zubereitung: 10 Min.
- Pro Portion ca.: 2 g Eiweiß

1 | Die Grapefruit auspressen. Den Saft mit den Beeren und Ahornsirup fein pürieren.

2 | Die Molke kurz unterquirlen. Nach Belieben mit Eiswürfeln servieren.
Zum Mitnehmen: Den Drink in einen gut verschließbaren Trinkbecher füllen. Oder den Fruchtansatz in einem gut verschließbaren Gefäß mitnehmen und am Arbeitsplatz mit kalter Molke oder Buttermilch aus dem Supermarkt auffüllen.

◄ im Bild links: **Mango-Lassi**   Bild Mitte: **Trauben-Melisse-Mix**   im Bild rechts: **Grapefruit-Beeren-Drink**

Rezepte
FITNESS-SNACKS UND -DRINKS

pikanter Drink
Gurken-Kefir

FÜR 1 PERSON
- 150 g Salatgurke
  150 g kalter Kefir
  1 TL Leinöl
  1 TL Zitronensaft
  2 Messerspitzen Currypulver
  Salz | Pfeffer

- Zubereitung: 10 Min.
- Pro Portion ca.: 6 g Eiweiß

1 | Die Gurke schälen, eventuell entkernen und das Fruchtfleisch fein würfeln.

2 | Die Gurkenwürfel mit Kefir, Leinöl, Zitronensaft, Curry, Salz und Pfeffer pürieren. Abschmecken.
Zum Mitnehmen: Die Gurke mit Leinöl, Zitronensaft und Gewürzen pürieren und in einem Glas mit Twist-Off-Deckel transportieren. Wenn der kleine Hunger kommt, mit kaltem Kefir verrühren.

gelingt leicht
Tomaten-Shake

FÜR 1 PERSON
- 3 Zweige Petersilie
  2 Basilikumblättchen
  3 Schnittlauchhalme
  1 kleine Stange Sellerie
  300 ml Tomatensaft
  1 TL Limettensaft
  Meersalz | Pfeffer
  2–3 Spritzer Tabasco

- Zubereitung: 15 Min.
- Pro Portion ca.: 4 g Eiweiß

1 | Die Kräuter waschen, trockenschütteln und fein hacken. Den Sellerie waschen, putzen, winzig klein würfeln.

2 | Kräuter und Sellerie mit der Hälfte des Tomatensafts und dem Limettensaft fein pürieren. Den übrigen Tomatensaft dazugeben, mit Salz, Pfeffer und Tabasco würzen und gut verquirlen.
Zum Mitnehmen: Den Tomaten-Shake vorkühlen und in einem Thermobecher transportieren.

schnell
Milchschaum-Kaffee

FÜR 1 PERSON
- 3 TL Kaffeepulver (Instant)
  1/2 TL Fruchtzucker
  200 ml fettarme Milch
  Kakaopulver zum Bestäuben

- Zubereitung: 10 Min.
- Pro Portion ca.: 7 g Eiweiß

1 | Kaffeepulver mit 75 ml kochendem Wasser aufbrühen. Mit Zucker verrühren.

2 | Die Milch erhitzen, nicht kochen lassen. Mit dem Schneebesen schaumig aufschlagen, auf den Kaffee gießen. Mit Kakao bestäuben.

- Varianten: **Latte macchiato:** Schaumige Milch in ein Glas füllen. 80 ml heißen Espresso über den Rand eines Teelöffels langsam in die Milch einlaufen lassen. **Eiskaffee:** Milchschaum-Kaffee im Shaker kalt stellen. Kräftig schütteln, auf Eiswürfeln servieren.

im Bild rechts: **Milchschaum-Kaffe** im Bild links: **Tomaten-Shake** im Bild hinten: **Gurken-Kefir**

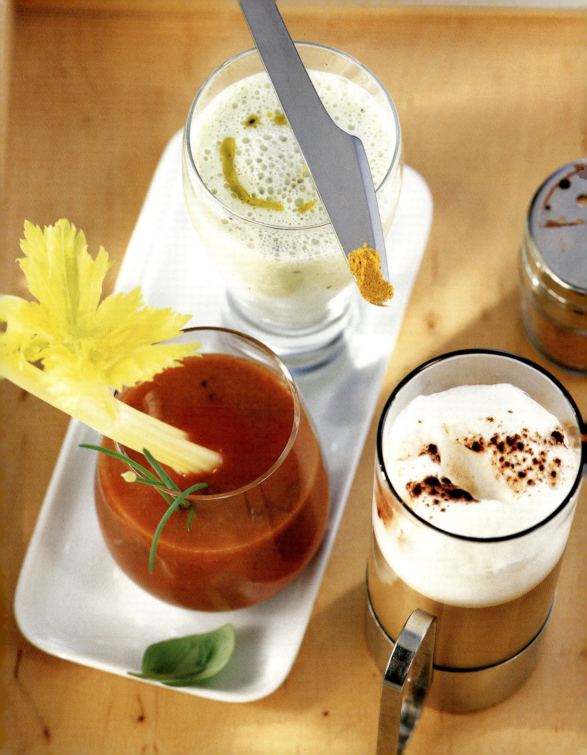

Lunchpäckchen – leicht & herzhaft

Lassen Sie den Kantinenkoch doch einfach auf »Grünkohl mit Pinkel« und »Blutwurst mit Kartoffelbrei« sitzen. Ihr Lunch kommt aus dem Bistro de la maison. Sprich: aus der eigenen Küche. Denn da stehen täglich Gerichte auf der Karte, die Sie mögen. Feine Küche mit viel Fisch, Geflügel und frischem Gemüse. Lecker und vor allem leicht. Denn Sie haben ja noch was vor am Nachmittag, oder?

- 37 Reis-Avocado-Salat
- 37 Thunfisch-Tramezzini
- 38 Gurken-Kaltschale mit Kichererbsen
- 38 Tomaten-Salat mit Ziegenkäse
- 41 Falafel mit Sesam-Sauce
- 42 Glasnudel-Salat mit Shrimps
- 42 7-Korn-Salat mit Räucherfisch
- 44 Würzige Hähnchenkeulen
- 44 Rinds-Bulgur-Bratlinge
- 46 Spinat-Wraps mit Lachs
- 46 Pizza-Torteletts

Rezepte
BLITZREZEPTE

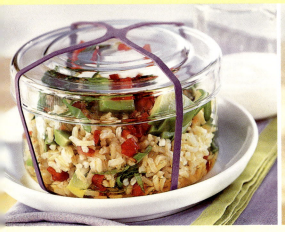
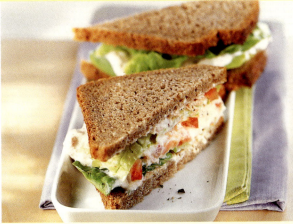

Blitzrezepte

Reis-Avocado-Salat

FÜR 2 PERSONEN

▸ 80 g Parboiled-Naturreis | 200 ml Gemüsebrühe | 1 rote Paprikaschote | 30 g Rucola | 1/2 reife Avocado | 2 EL Limettensaft | 1 TL Chilisauce | Salz | Pfeffer | 2 EL Olivenöl | 4 EL Joghurt

1 | Den Reis in der Brühe 10 Min. zugedeckt köcheln lassen. Abgießen und abkühlen lassen.

2 | Die Paprika putzen, waschen und fein würfeln. Den Rucola verlesen und hacken. Das Avocadofruchtfleisch aus der Schale löffeln, würfeln und mit 1 EL Limettensaft beträufeln. 1 EL Limettensaft, Chilisauce, Salz, Pfeffer und Öl verrühren. Unter den Reis mischen, das Gemüse unterheben und den Joghurt darauf geben.

Thunfisch-Tramezzini

FÜR 2 PERSONEN

▸ 1 Dose Thunfisch im eigenen Saft (120 g Abtropfgewicht) | 1 Tomate | 2 EL Magerquark | Salz | Pfeffer | 1 TL Zitronensaft | 2 Salatblätter | 4 dünne Scheiben Vollkornbrot

1 | Den Thunfisch abtropfen lassen und zerpflücken. Die Tomate waschen, vierteln, entkernen und fein würfeln. Quark, Thunfisch und Tomate mischen, mit Salz, Pfeffer und Zitronensaft würzen.

2 | Den Salat waschen, die Mittelrippe flach schneiden. 2 Brote damit belegen. Mit der Thunfischcreme bestreichen. Je 1 Brotscheibe auflegen, leicht andrücken und die Brote diagonal durchschneiden. Eventuell übrige Füllung dazu essen.

Rezepte
LUNCHPÄCKCHEN – LEICHT & HERZHAFT

vegetarisch
Gurken-Kaltschale mit Kichererbsen

FÜR 2 PERSONEN
- 1 Salatgurke (ca. 400 g)
- 1 Frühlingszwiebel
- 1/2 Bund Petersilie
- 1 EL Zitronensaft
- 1/4 l kalte Buttermilch
- Salz | Pfeffer
- 100 g Kichererbsen (frisch gekocht oder aus der Dose)
- 1 kleine rote Spitzpaprika

- Zubereitung: 20 Min.
- Pro Portion ca.: 11 g Eiweiß

1 | Die Gurke waschen, schälen, längs halbieren, die Kerne mit einem Löffel herausschaben und die Gurke grob würfeln. Die Frühlingszwiebel putzen, waschen und in Ringe schneiden. Die Petersilie waschen, trockenschütteln und die Blättchen abzupfen.

2 | Gurke, Frühlingszwiebel, Petersilie, Zitronensaft und Buttermilch in den Mixer geben und glatt pürieren. Mit Salz und Pfeffer würzen.

3 | Die Kichererbsen abtropfen lassen, unter die Kaltschale rühren. Die Paprika putzen, waschen, fein würfeln und obenauf streuen. Mit etwas Petersilie garnieren.
Zum Mitnehmen: Die Suppe in einem gut verschließbaren Gefäß (z. B. Glas mit Twist-Off-Deckel) transportieren und gut gekühlt genießen.

- Variante: Scharf! Die Spitzpaprika durch eine kleine rote Pfefferschote ersetzen.

gelingt leicht | würzig
Tomaten-Salat mit Ziegenkäse

FÜR 2 PERSONEN
- 8 kleine Strauchtomaten (ca. 300 g)
- 80 g zarter Blattspinat (ersatzweise Rucola)
- 1 kleine weiße Zwiebel
- 1 EL Aceto balsamico
- Salz | Pfeffer
- 2 EL Olivenöl
- 100 g nicht zu weicher Ziegenkäse (ersatzweise gesalzener Ricotta)

- Zubereitung: 20 Min.
- Pro Portion ca.: 12 g Eiweiß

1 | Die Tomaten waschen und in Scheiben schneiden. Den Spinat waschen, verlesen, grobe Stiele entfernen, die Blätter trockenschütteln. Die Zwiebel abziehen und fein würfeln.

2 | Den Spinat auf einer Platte ausbreiten, die Tomaten leicht überlappend darauf anrichten. Mit den Zwiebelwürfeln bestreuen.

3 | Den Essig mit Salz, Pfeffer und Öl verquirlen, über die Tomaten träufeln. Den Ziegenkäse darüber raffeln oder krümeln.
Zum Mitnehmen: Den Spinat im Gefrierbeutel, den Käse in Folie verpackt und die Vinaigrette in einem kleinen Glas mit Twist-Off-Deckel transportieren. Die Tomaten erst am Arbeitsplatz aufschneiden, den Salat wie beschrieben anrichten und mit dem Dressing beträufeln.

- Variante: Knoblauchwürzig und köstlich schmeckt's auch, wenn Sie den Salat während der Saison von April bis Juni mit frischem Bärlauch anstelle des Spinats zubereiten.

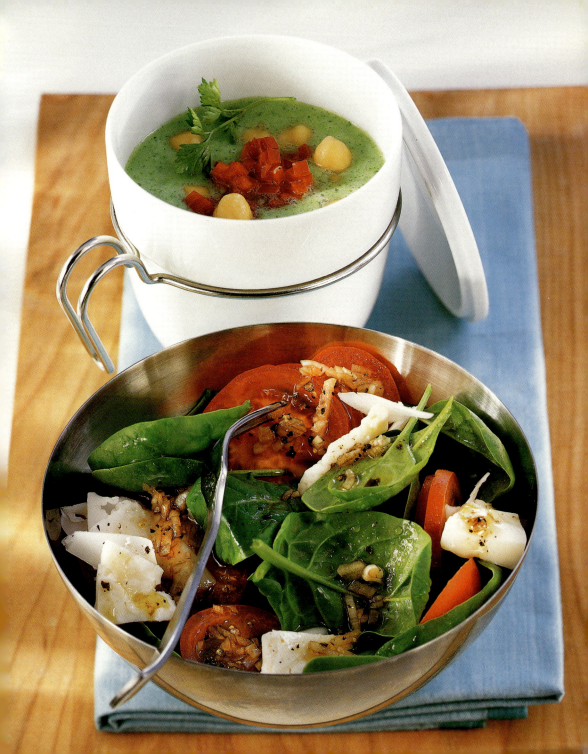

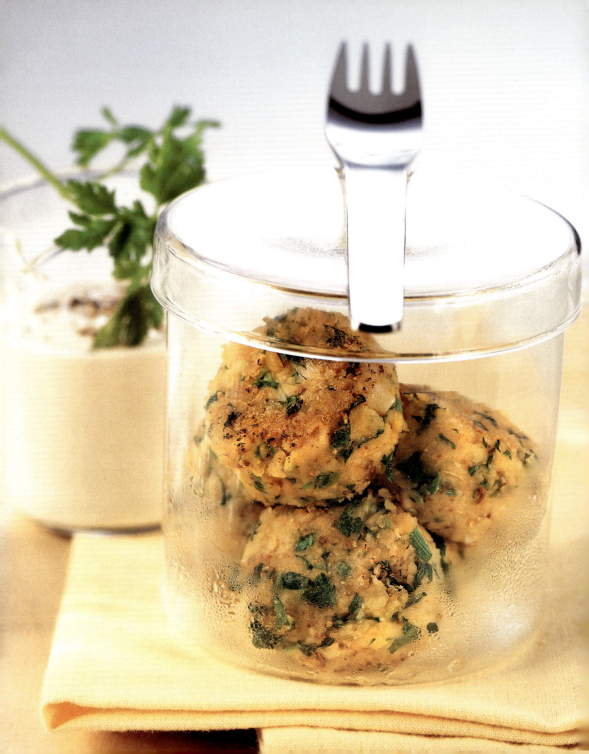

Rezepte
LUNCHPÄCKCHEN – LEICHT & HERZHAFT

Spezialität aus dem Libanon
Falafel mit Sesam-Sauce

FÜR 2 PERSONEN

- 100 g getrocknete Kichererbsen
- 2 kleine Frühlingszwiebeln
- 2 Knoblauchzehen
- 1/2 Bund Petersilie
- 2 TL gemahlener Koriander
- 1 TL gemahlener Kreuzkümmel
- 1/2 TL Cayennepfeffer
- Salz | 3 EL Rapsöl
- 1/2 Zitrone | Pfeffer
- 1 EL Tahin (Sesampaste)
- 150 g Naturjoghurt

- Zubereitung: 35 Min.
- Einweichzeit: 12 Std.
- Pro Portion ca.: 14 g Eiweiß

1 | Die Kichererbsen waschen und in reichlich Wasser 12 Std. quellen lassen.

2 | Am Tag der Zubereitung die Frühlingszwiebeln putzen, waschen und in feine Ringe schneiden. Den Knoblauch abziehen, grob hacken. Die Petersilie waschen, trockenschütteln, die Blättchen abzupfen und hacken.

3 | Die Kichererbsen abtropfen lassen, mit Frühlingszwiebeln, Knoblauch und Petersilie pürieren. Mit Koriander, Kreuzkümmel, Cayennepfeffer und Salz würzen. Mit angefeuchteten Händen 10 walnussgroße Bällchen formen. Das Öl in einer großen Pfanne erhitzen, die Bällchen darin in 5 Min. rundherum braun anbraten.

4 | Die Zitrone auspressen. Saft mit Salz, Pfeffer, Tahin und Joghurt verrühren. Zu den Falafeln reichen.

Zum Mitnehmen: Die Falafel und die Sesam-Sauce getrennt in zwei gut verschließbaren Frischhalteboxen transportieren.

- Beilage: Radieschen und grüner Blattsalat, z. B. Feldsalat, mit einer Vinaigrette.

TIPP
Schneller geht es, wenn Sie 250 g Kichererbsen aus der Dose verwenden. Einfach in einem Sieb abtropfen lassen, pürieren und weiterverarbeiten wie im Rezept beschrieben.

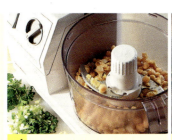

1 Erbsen pürieren
Im Mixer in kurzen Stößen zu einer nicht zu feinen Paste zerkleinern.

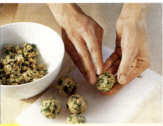

2 Bällchen formen
Aus der Masse mit nassen Händen walnussgroße Falafel formen.

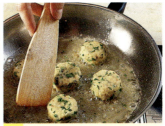

3 Knusperbällchen
Portionsweise im heißen Öl goldbraun anbraten, mehrfach wenden.

Rezepte
LUNCHPÄCKCHEN – LEICHT & HERZHAFT

asiatisch
Glasnudel-Salat mit Shrimps

FÜR 2 PERSONEN
- 50 g Glasnudeln
  1 Möhre
  2 kleine Frühlingszwiebeln
  1 kleine Chilischote
  150 g gegarte Shrimps
  100 g Eisbergsalat
  2–3 EL Limettensaft
  1–2 EL Fischsauce
  Salz | Pfeffer
  2 Zweige Basilikum

🕒 Zubereitung: 30 Min.
▶ Pro Portion ca.: 17 g Eiweiß

1 | Die Glasnudeln mit kochendem Wasser übergießen und 20 Min. quellen lassen.

2 | Die Möhre schälen, waschen und fein würfeln. Die Frühlingszwiebeln putzen, waschen und in feine Ringe schneiden. Die Chilischote waschen, entkernen, in dünne Ringe schneiden. Die Shrimps abbrausen und trockentupfen. Den Salat waschen, trockenschleudern und grob zerpflücken.

3 | Die Glasnudeln in einem Sieb abtropfen lassen und mit einer Schere in mundgerechte Stücke schneiden. Möhre, Frühlingszwiebeln, Chili und Shrimps untermischen. Mit Limettensaft, Fischsauce, Salz und Pfeffer würzen. Den Salat unterheben. Basilikumblättchen abzupfen und darüberstreuen.

Zum Mitnehmen: Den Glasnudel-Salat in einer gut verschließbaren Frischhaltebox transportieren. Die Salatblätter in einen Gefrierbeutel packen. Kurz vor dem Essen zerpflücken und unterheben.

ballaststoffreich
7-Korn-Salat mit Räucherfisch

FÜR 2 PERSONEN
- 100 g 7-Korn-Mischung (ersatzweise Naturreis mit Wildreis) | Salz
  150 g grüne Bohnen
  150 g Kirschtomaten
  2 EL saure Sahne
  1–2 EL Essig | Pfeffer
  1 EL Rapsöl
  1 geräuchertes Makrelenfilet (ca. 100 g)
  2 EL gehackter Dill

🕒 Zubereitung: 35 Min.
▶ Pro Portion ca.: 16 g Eiweiß

1 | Den Körner-Mix in 1/4 l gesalzenem Wasser zugedeckt 20 Min. köcheln lassen.

2 | Die Bohnen waschen, putzen und in ca. 3 cm lange Stücke schneiden. In kochendem Salzwasser in 10 Min. bissfest garen. In ein Sieb abgießen, dabei den Sud auffangen, die Bohnen mit kaltem Wasser abschrecken und abtropfen lassen. Die Tomaten waschen, halbieren. Den Körner-Mix mit Bohnen und Tomaten mischen.

3 | 4 EL Bohnensud mit saurer Sahne, Essig, Salz, Pfeffer und Öl glatt rühren. Unter den Salat heben. Die Makrele enthäuten, in Stücke schneiden und mit dem Dill unter den Salat mischen.

Zum Mitnehmen: Den Salat ohne Tomaten zubereiten, in einer gut verschließbaren Frischhaltebox transportieren. Makrele und Tomaten erst kurz vor dem Essen unterheben.

im Bild vorne: 7-Korn-Salat mit Räucherfisch   im Bild hinten: Glasnudel-Salat mit Shrimps ▶

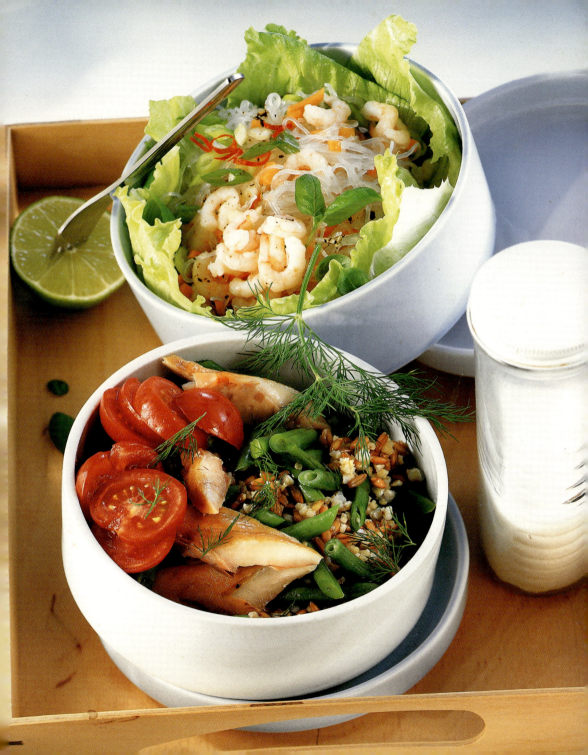

Rezepte
LUNCHPÄCKCHEN – LEICHT & HERZHAFT

schmeckt warm und kalt
Würzige Hähnchenkeulen

FÜR 2 PERSONEN
- 2 kleine Hähnchenschenkel (à ca. 200 g)
- 1 EL + 2 TL Olivenöl
- 1 TL Chilipulver
- Salz | Pfeffer
- 2 große Tomaten
- 1 Minigurke (ca. 200 g)
- 1 Frühlingszwiebel
- 1 EL Limettensaft
- 1 TL getrockneter Thymian
- 5 Stängel Petersilie

Zubereitung: 30 Min.
- Pro Portion ca.: 35 g Eiweiß

1 | Keulen häuten, waschen und trockentupfen. 1 EL Öl, Chili, Salz und Pfeffer verrühren und die Keulen damit bestreichen.

2 | Eine Grillpfanne stark erhitzen, die Keulen darin in 5 Min. braun anbraten. Bei mittlerer Hitze noch weitere 15 Min. braten.

3 | Die Tomaten waschen, die Gurke schälen, beides fein würfeln. Die Frühlingszwiebel putzen, waschen und in feine Ringe schneiden. Mit Tomaten und Gurke mischen. Limettensaft, Salz, Thymian und 2 TL Öl verrühren und über den Salat träufeln. Die Petersilie waschen, trockenschütteln, die Blättchen abzupfen und untermischen.

Zum Mitnehmen: Den Salat und die gebratenen Hähnchenkeulen getrennt in zwei gut verschließbaren Frischhalteboxen transportieren. Die Petersilie erst am Arbeitsplatz abzupfen und untermischen.

tolle Kombination
Rinds-Bulgur-Bratlinge

FÜR 2 PERSONEN
- 200 ml Gemüsebrühe
- 60 g Bulgur
- 1 kleine weiße Zwiebel
- 1/2 Bund Petersilie
- 150 g Tatar
- Salz | Pfeffer
- 1/2 TL gemahlener Kreuzkümmel
- 1/2 TL Paprikapulver rosenscharf
- 2 EL + 2 TL Olivenöl
- 300 g Naturjoghurt

Zubereitung: 40 Min.
- Pro Portion ca.: 25 g Eiweiß

1 | Die Brühe aufkochen, den Bulgur einstreuen und zugedeckt bei sehr schwacher Hitze 15 Min. quellen – nicht köcheln! – lassen.

2 | Inzwischen die Zwiebel abziehen, sehr fein würfeln. Die Petersilie waschen, trockenschütteln, die Blättchen abzupfen und fein hacken. Bulgur, Zwiebel, Petersilie und Tatar gut mischen. Mit Salz, Pfeffer, Kreuzkümmel und Paprikapulver kräftig würzen. Daraus 8 häppchengroße Bällchen formen, etwas flachdrücken.

3 | In einer Pfanne 2 EL Öl erhitzen. Die Bratlinge darin bei mittlerer Hitze auf jeder Seite 4 Min. braun braten. Herausnehmen und abkühlen lassen.

4 | Den Joghurt mit Salz und 2 TL Öl verrühren. Zu den Bratlingen servieren.

Zum Mitnehmen: Bratlinge und Joghurt getrennt in zwei gut verschließbaren Frischhalteboxen transportieren.

im Bild vorne: Rinds-Bulgur-Bratlinge   *im Bild hinten:* Würzige Hähnchenkeulen

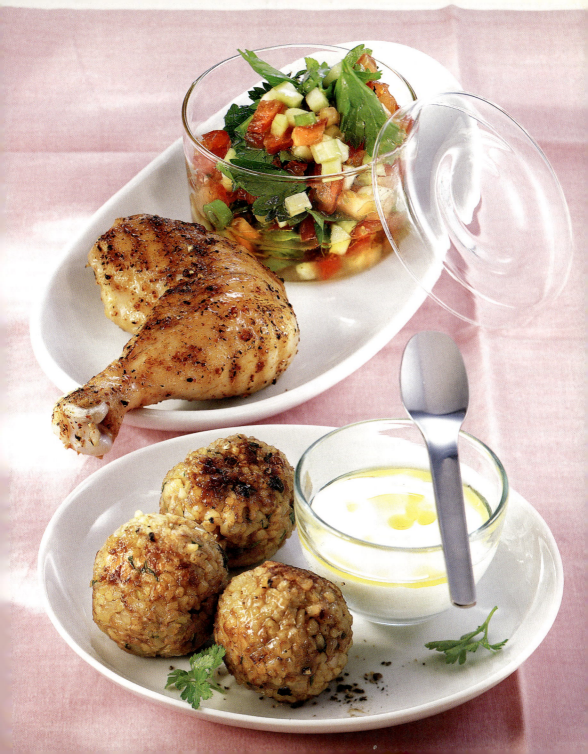

Rezepte
LUNCHPÄCKCHEN – LEICHT & HERZHAFT

unwiderstehlich
Spinat-Wraps mit Lachs

FÜR 2 PERSONEN

- 125 g Tiefkühl-Spinat (aufgetaut)
  80 g Dinkelmehl Type 630
  Salz | Pfeffer
  1 TL Walnussöl
  2 EL saure Sahne
  1 TL Zitronensaft
  100 g Räucherlachs
  1 EL Pinienkerne
  Dinkelmehl zum Ausrollen

- Zubereitung: 40 Min.
- Pro Portion ca.: 22 g Eiweiß

1 | Den Spinat grob hacken. 1 EL abnehmen und mit Mehl, 1/2 TL Salz, 3 EL lauwarmem Wasser und dem Öl verrühren. Den Teig kräftig kneten. 15 Min. ruhen lassen.

2 | Die Saure Sahne mit Zitronensaft, Salz und Pfeffer verrühren. Den Lachs in Streifen schneiden.

3 | Den Teig auf bemehlter Arbeitsfläche zu zwei dünnen Teigfladen ($\varnothing$ ca. 24 cm) ausrollen. In einer Pfanne ($\varnothing$ 24 cm) ohne Fett bei mittlerer Hitze 2 Min. pro Seite backen.

4 | Saure Sahne, Spinat und Lachs auf den Tortillas verteilen, salzen, pfeffern und mit Pinienkernen bestreuen. Aufrollen und mit Holzspießchen zustecken.

Zum Mitnehmen: Die aufgerollten Wraps in Folie einschlagen. Kalt essen oder in der Mikrowelle (bei 360 Watt 2–3 Min.) erwärmen.

vorratstauglich
Pizza-Toreletts

FÜR 8 PORTIONEN

- 250 g Weizenmehl Type 550
  1 TL Weinstein-Backpulver
  Salz | Pfeffer
  125 g Magerquark
  5 EL Milch | 4 EL Rapsöl
  1 gelbe Paprikaschote
  4 Artischockenherzen (Dose)
  125 g Mozzarella
  400 g stückige Tomaten (Dose oder Packung)
  1 TL getrockneter Oregano
  Fett für die Förmchen
  Mehl zum Ausrollen

- Zubereitung: 35 Min.
- Kühlzeit: 30 Min.
- Backzeit: 25 Min.
- Pro Stück ca.: 10 g Eiweiß

1 | Mehl, Backpulver, 1/4 TL Salz mischen. Mit Quark, Milch und 3 EL Öl verkneten.

2 | Acht Förmchen ($\varnothing$ 10 cm) einfetten. Den Teig auf bemehlter Arbeitsfläche ausrollen, 8 Kreise ($\varnothing$ 11 cm) ausschneiden. Jedes Förmchen mit 1 Teigkreis auskleiden. 30 Min. kalt stellen.

3 | Die Paprika putzen, waschen und in Streifen schneiden. Die Artischockenherzen vierteln, den Käse würfeln.

4 | Den Backofen auf 200° vorheizen. Pizza-Tomaten mit Oregano, Salz und Pfeffer würzen, auf dem Teig verstreichen. Gemüse darauf verteilen, salzen und pfeffern, mit Mozzarella bestreuen. Mit 1 EL Öl beträufeln. Im Ofen (Mitte, Umluft 180°) 25 Min. backen. Aus den Förmchen heben und warm oder kalt mit einem Salat servieren. Restliche Pizzen einfrieren.

im Bild links: Spinat-Wraps mit Lachs   *im Bild rechts:* Pizza-Toreletts

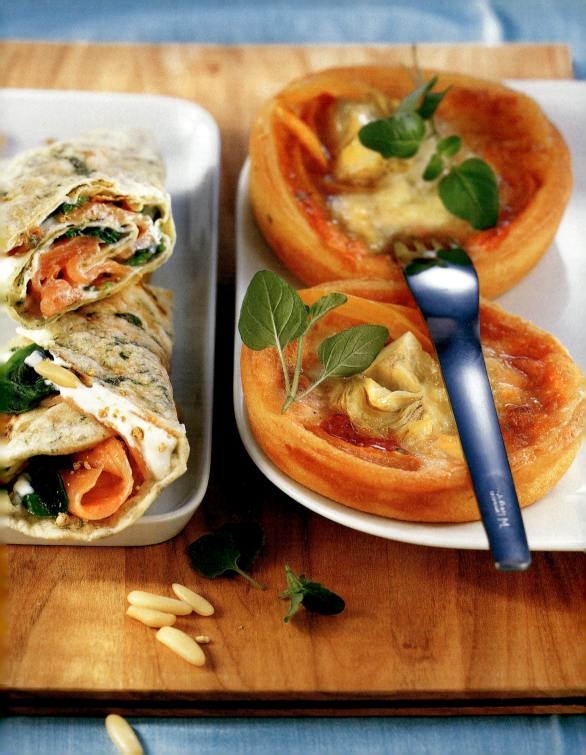

Hauptsache – im Nu gekocht

Wie lange braucht die Tiefkühlpizza im Ofen? Oder Leberkäse, bis Sie ihn aus der Metzgerei geholt haben? 20 Minuten, 30 Minuten? Die mediterrane Gemüse-Pfanne haben Sie schneller fertig. Garantiert. Und für die restlichen Gerichte brauchen Sie auch nicht lange. Dafür währt der Genuss am Ende umso länger. Das ist das Schnelle-Küche-Prinzip: Gutes muss nicht zeitraubend sein.

49 Champignon-Nudeln
49 GLYX-Currywurst
50 Mangold-Möhren-Eintopf
50 Gemüse-Bohnen-Ragout
52 Gemüse-Pfanne mediterran
52 Tofu-Gemüse-Wok
54 Spaghetti mit Tomatensugo
54 Grünkern-Sellerie-Puffer
57 Rotbarschfilet mit Brokkoli-Kruste
57 Lachs auf Lauchgemüse
58 Hähnchenspieße mit Tomatenreis
58 Lammfilet mit Peperonata

Rezepte
BLITZREZEPTE

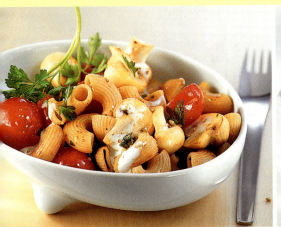
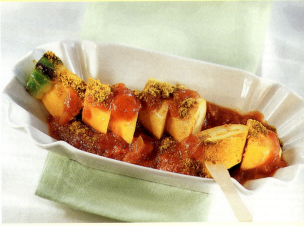

Blitzrezepte

Champignon-Nudeln

FÜR 2 PERSONEN

➤ 100 g Vollkornnudeln (z. B. Penne)
Salz | 200 g kleine Champignons
150 g Kirschtomaten | 1/2 Bund
Petersilie | 2 EL Olivenöl | Pfeffer
2 EL Crème légère

1 | Die Nudeln in Salzwasser bissfest garen. Abgießen und abtropfen lassen. Die Pilze putzen, eventuell halbieren. Die Tomaten waschen und halbieren. Die Petersilie abbrausen, trockenschütteln, die Blättchen abzupfen und hacken.

2 | Das Öl in einer Pfanne erhitzen, die Pilze in 1–2 Min. goldbraun anbraten. Salzen, pfeffern, Crème légère, Nudeln, Tomaten und Petersilie untermischen.

GLYX-Currywurst

FÜR 2 PERSONEN

➤ 1 Zucchino | Salz | 1 Zwiebel
1 Knoblauchzehe | 2 EL Olivenöl
Pfeffer | 2 TL Currypulver
400 g stückige Tomaten (Dose)

1 | Den Zucchino waschen, putzen und in dicke Würfel schneiden. Mit Salz bestreuen, 10 Min. ziehen lassen. Zwiebel und Knoblauch abziehen, fein würfeln.

2 | Den Zucchino trockentupfen. Im heißen Öl bei starker Hitze in 5–6 Min. goldbraun braten. Salzen, pfeffern und warm stellen. Zwiebel und Knoblauch im Bratfett glasig braten. Mit 2 TL Curry bestäuben, kurz anschwitzen. Die Tomaten unterrühren. Zugedeckt 7 Min. sanft schmoren. Mit dem Zucchino anrichten.

Rezepte
HAUPTSACHE – IM NU GEKOCHT

ohne Fleisch
Mangold-Möhren-Eintopf

FÜR 2 PERSONEN

- 250 g Mangold
- 1 Möhre | 1 Zwiebel
- 1 EL Olivenöl
- 1 gehäufter EL Vollkorn-Dinkelgrieß
- 400 ml Gemüsebrühe
- 1/4 l Milch
- 100 g Kichererbsen (frisch gekocht oder aus der Dose)
- Salz | Pfeffer
- geriebene Muskatnuss

🕒 Zubereitung: 35 Min.
➤ Pro Portion ca.: 13 g Eiweiß

1 | Den Mangold waschen, die Stiele von den Blättern schneiden, in kleine Stücke schneiden. Die Möhre putzen, waschen, in Scheiben schneiden. Die Zwiebel abziehen, grob würfeln.

2 | Das Öl in einem Topf erhitzen, die Zwiebel darin glasig braten. Möhre und Mangoldstiele bei mittlerer Hitze 3 Min. braten. Den Grieß einstreuen, kurz anrösten. Mit Brühe und Milch ablöschen. Einmal aufkochen, zugedeckt bei milder Hitze 10 Min. köcheln lassen.

3 | Die Kichererbsen abtropfen lassen. Die Mangoldblätter grob hacken. Mit den Kichererbsen in die Suppe geben. Noch 5 Min. bei milder Hitze garen. Suppe mit Salz, Pfeffer und Muskat würzen.

gelingt leicht
Gemüse-Bohnen-Ragout

FÜR 2 PERSONEN

- 2 Stangen Staudensellerie
- 250 g kleine Tomaten
- 1 kleine Zwiebel
- 1 Knoblauchzehe
- 1 Dose dicke weiße Bohnen (250 g Abtropfgewicht)
- 1/2 Bund Petersilie
- 1 EL Olivenöl
- 1 TL Thymian (frisch gehackt oder getrocknet)
- 1/8 l Gemüsebrühe
- Salz | Pfeffer
- 2 Scheiben Feta (ca. 200 g)

🕒 Zubereitung: 30 Min.
➤ Pro Portion ca.: 28 g Eiweiß

1 | Den Sellerie waschen, putzen, in ca. 1/2 cm dicke Scheiben schneiden. Die Tomaten waschen, in Spalten teilen. Zwiebel und Knoblauch abziehen, fein würfeln. Die Bohnen abbrausen, in einem Sieb gut abtropfen lassen. Die Petersilie waschen, trockenschütteln, die Blättchen abzupfen und fein hacken.

2 | 1 EL Öl erhitzen, Zwiebel und Knoblauch darin glasig braten. Sellerie und Thymian kurz mitbraten. Die Brühe angießen, zugedeckt bei milder Hitze 5 Min. kochen. Bohnen und Tomaten hinzufügen und alles noch 3 Min. garen. Mit Salz und Pfeffer würzen.

3 | Die Petersilie unter das Gemüse mischen. Den Feta obenauf legen und alles zugedeckt bei milder Hitze 2 Min. ziehen lassen.

➤ Varianten: Mögen Sie lieber Fleisch oder Fisch dazu? Braten Sie Hähnchenbrustfilet, Garnelen oder Fischfilet mit etwas Olivenöl und servieren Sie das anstelle des Fetas!

im Bild vorne: **Gemüse-Bohnen-Ragout**   *im Bild hinten:* **Mangold-Möhren-Eintopf**

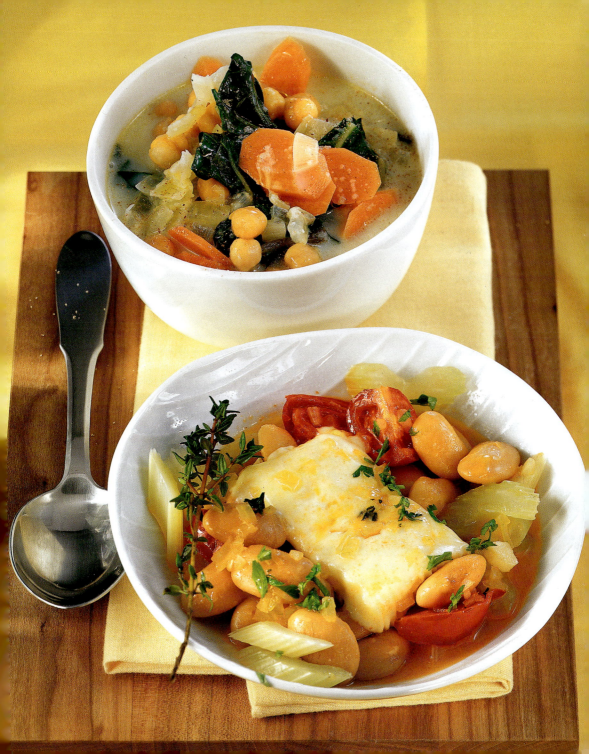

Rezepte
HAUPTSACHE – IM NU GEKOCHT

wie am Mittelmeer
Gemüse-Pfanne mediterran

FÜR 2 PERSONEN

- 1 Aubergine (ca. 250 g)
  1 Zucchino (ca. 150 g)
  1 kleine Paprikaschote
  1 weiße Zwiebel
  1 kleine Knoblauchzehe
  1 kleiner Zweig Rosmarin
  2 EL Olivenöl
  6 EL Gemüsebrühe
  50 g schwarze Oliven
  125 g Mozzarella
  Salz | Pfeffer

⏱ Zubereitung: 20 Min.
- Pro Portion ca.: 15 g Eiweiß

1 | Aubergine und Zucchino waschen und putzen. Die Aubergine längs vierteln, beide Gemüse in ca. 1 cm dicke Scheiben schneiden. Paprika putzen, waschen und in Würfel schneiden. Zwiebel und Knoblauch abziehen. Zwiebel halbieren und in feine Streifen, Knoblauch in Würfelchen schneiden. Den Rosmarin waschen, die Nadeln abzupfen und fein hacken.

2 | Das Öl in einer Pfanne erhitzen. Zwiebeln, Auberginen, Zucchini und Paprika bei mittlerer Hitze 5 Min. unter Rühren braten. Rosmarin und Knoblauch kurz mitbraten. Brühe angießen, bei mittlerer Hitze einkochen lassen.

3 | Die Oliven abtropfen lassen, den Mozzarella würfeln. Beides unter das Gemüse mischen, salzen und pfeffern.

- Beilage: 2 kleine Pellkartoffeln pro Portion.

asiatisch
Tofu-Gemüse-Wok

FÜR 2 PERSONEN

- 200 g Tofu
  1 Stück Ingwer (ca. 1 cm)
  1 kleine Knoblauchzehe
  3 EL helle Sojasauce
  2 TL Sesamöl
  1 Kohlrabi (ca. 250 g)
  100 g Zuckerschoten
  2 Frühlingszwiebeln
  100 g Shiitake-Pilze
  2 EL Rapsöl

⏱ Zubereitung: 35 Min.
- Pro Portion ca.: 26 g Eiweiß

1 | Den Tofu in mundgerechte Würfel schneiden. Den Ingwer schälen, fein hacken. Den Knoblauch abziehen, in einen tiefen Teller pressen. Mit Ingwer, 2 EL Sojasauce und 1 TL Sesamöl verrühren. Tofu darin marinieren.

2 | Den Kohlrabi schälen, vierteln und in Scheiben schneiden. Die Zuckerschoten waschen, schräg halbieren. Die Frühlingszwiebeln putzen, waschen, längs vierteln und in ca. 5 cm lange Stücke schneiden. Die Pilze trocken abreiben. Die Stiele entfernen, die Hüte in dünne Scheiben schneiden.

3 | Das Öl im Wok stark erhitzen, Tofu in 3 Min. goldbraun braten. Warm stellen.

4 | Kohlrabi und Zuckerschoten im heißen Öl 5 Min. unter Rühren braten. Pilze und Frühlingszwiebeln dazugeben, weitere 3 Min. braten. Den Tofu untermischen. Mit 1 EL Sojasauce, 1 TL Sesamöl und Tofu-Marinade würzen.

- Beilage: 50 g Naturreis pro Portion.

im Bild vorne: **Gemüse-Pfanne mediterran**   *im Bild hinten:* **Tofu-Gemüse-Wok**

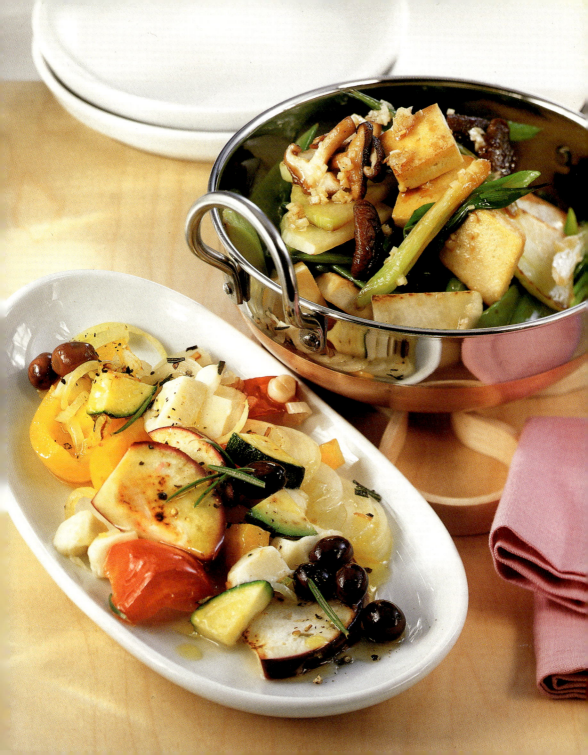

Rezepte
HAUPTSACHE – IM NU GEKOCHT

schmeckt immer
Spaghetti mit Tomatensugo

FÜR 2 PERSONEN
- 400 g reife Tomaten
  1 Zwiebel
  1 Knoblauchzehe
  1 kleine Möhre
  2 Stangen Staudensellerie
  2 EL Olivenöl
  1 TL gehackter Oregano
  Salz | Pfeffer
  100 g Vollkorn-Spaghetti
  1 EL kleine Kapern
  2 EL geriebener Parmesan

- Zubereitung: 30 Min.
- Pro Stück ca.: 14 g Eiweiß

1 | Die Tomaten überbrühen, häuten, halbieren und entkernen, das Fruchtfleisch fein würfeln. Zwiebel und Knoblauch abziehen, fein hacken. Möhre und Sellerie putzen, waschen und jeweils fein würfeln.

2 | Das Öl erhitzen, die Zwiebel glasig braten. Knoblauch, Möhren und Sellerie 3 Min. mitbraten. Die Tomaten hinzufügen, mit Oregano, Salz und Pfeffer würzen. 10 Min. köcheln lassen.

3 | Die Nudeln in sprudelnd kochendem Salzwasser nach Packungsangabe bissfest kochen.

4 | Die Kapern in die Sauce rühren, abschmecken. Die Nudeln abgießen, abtropfen lassen und mit Tomatensugo und Parmesan anrichten.

- Variante: Turboschnell – stückige Tomaten aus der Dose (400 g) verwenden.

auch zum Mitnehmen
Grünkern-Sellerie-Puffer

FÜR 2 PERSONEN
- 1/4 l Gemüsebrühe
  100 g Grünkernschrot
  100 g Knollensellerie
  1 Schalotte
  1/2 Bund Petersilie
  1 Ei + 1 Eigelb
  2 EL feine Vollkorn-Haferflocken
  Salz | Pfeffer
  2 EL Rapsöl
  300 g Naturjoghurt
  2 TL geriebener Meerrettich

- Zubereitung: 35 Min.
- Pro Stück ca.: 18 g Eiweiß

1 | Die Brühe aufkochen, den Schrot einstreuen und bei milder Hitze 10 Min. köcheln.

2 | Den Sellerie putzen, schälen und grob raspeln. Die Schalotte abziehen, fein würfeln. Die Petersilie waschen, trockenschütteln, die Blättchen abzupfen und fein hacken. Ei und Eigelb, Haferflocken, Sellerie, Schalotte und Petersilie unter den Grünkernbrei ziehen. Salzen, pfeffern und zu kleinen Puffern formen.

3 | Das Öl in einer großen Pfanne erhitzen. Die Puffer darin portionsweise von jeder Seite ca. 3 Min. braten. Auf Küchenpapier etwas abtropfen lassen.

4 | Den Joghurt mit Meerrettich, Salz und Pfeffer verrühren. Zu den Puffern servieren.

- Beilage: Feldsalat mit Radieschen und Vinaigrette.

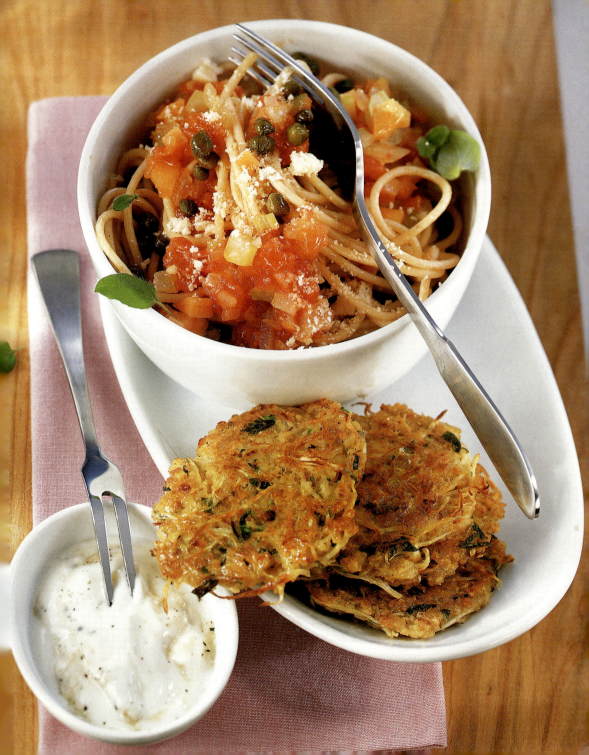

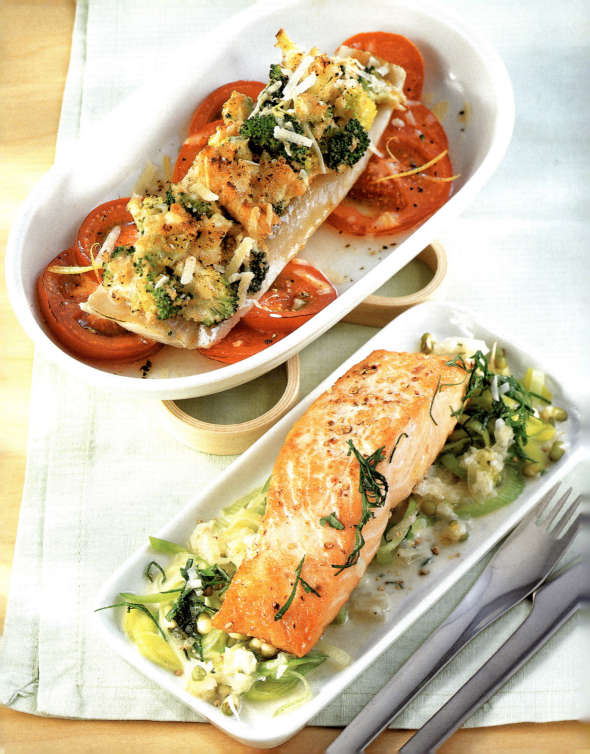

Rezepte
HAUPTSACHE – IM NU GEKOCHT

raffiniert | für Gäste
Rotbarschfilet mit Brokkoli-Kruste

FÜR 2 PERSONEN

- 2 Rotbarschfilets (ca. 300 g)
- Salz | Pfeffer
- Saft und Schale von 1 unbehandelten Zitrone
- 150 g Brokkoli (TK)
- 300 g Tomaten
- 3 EL geriebener Parmesan
- 2 EL Vollkorn-Semmelbrösel
- 1 EL Schmand
- Olivenöl für die Form

- Zubereitung: 30 Min.
- Garzeit: 20 Min.
- Pro Portion ca.: 34 g Eiweiß

1 | Eine Auflaufform dünn einfetten. Den Fisch kalt abspülen, trockentupfen, beidseitig salzen, pfeffern und mit Zitronensaft beträufeln.

2 | Den Brokkoli in leicht gesalzenem Wasser 6–8 Min. garen. Abgießen, abschrecken und abtropfen lassen, klein schneiden. Den Backofen auf 200° vorheizen.

3 | Die Tomaten waschen, in Scheiben schneiden, leicht salzen und pfeffern. In der Form verteilen. Den Fisch darauf legen.

4 | Brokkoli mit Parmesan, Semmelbröseln, Schmand, 1/2 TL Zitronenschale, Salz und Pfeffer mischen. Auf dem Fisch verteilen. Im heißen Ofen (Mitte, Umluft 180°) 20 Min. backen.

- Beilage: Frischer grüner Salat mit Vinaigrette.

unwiderstehlich
Lachs auf Lauchgemüse

FÜR 2 PERSONEN

- 2 Scheiben Lachsfilet ohne Haut (à ca. 130 g)
- 2 TL Zitronensaft
- Salz | Pfeffer
- 1 Stange Lauch (ca. 300 g)
- 100 g Mungobohnensprossen
- 1 Zwiebel
- 1 Knoblauchzehe
- 2 EL Rapsöl
- 6 EL Gemüsebrühe
- 2 EL Crème légère
- 1/2 Bund Petersilie

- Zubereitung: 30 Min.
- Pro Portion ca.: 30 g Eiweiß

1 | Das Lachsfilet kalt abspülen, trockentupfen, beidseitig mit Zitronensaft beträufeln, salzen und pfeffern.

2 | Den Lauch putzen, waschen und in dünne Ringe schneiden. Die Sprossen abbrausen und abtropfen lassen. Zwiebel und Knoblauch abziehen, fein würfeln.

3 | 1 EL Öl in einem Topf erhitzen. Zwiebel, Knoblauch und Lauch darin bei mittlerer Hitze unter Rühren 5 Min. braten. Die Brühe angießen, zugedeckt 3 Min. dünsten. Die Sprossen hinzufügen, salzen, pfeffern. Crème légère unterrühren.

4 | 1 EL Öl in einer Pfanne erhitzen, Lachs darin 3 Min. pro Seite anbraten, wenden. Noch 2–3 Min. bei milder Hitze braten. Petersilie waschen und hacken. Unter das Gemüse mischen, mit dem Lachs anrichten.

- Beilage: Pro Person 100 g kleine Pellkartoffeln.

im Bild vorne: Lachs auf Lauchgemüse *im Bild hinten:* Rotbarschfilet mit Brokkoli-Kruste

Rezepte
HAUPTSACHE – IM NU GEKOCHT

macht was her
Hähnchenspieße mit Tomatenreis

FÜR 2 PERSONEN
- 150 ml Tomatensaft
  1/8 l Gemüsebrühe
  100 g Parboiled-Naturreis
  200 g Hähnchenbrustfilet
  Salz | Pfeffer
  4 Scheiben Parmaschinken (ca. 40 g)
  150 g kleine Champignons
  1 kleiner Zucchino
  12 Salbeiblätter
  2 EL Olivenöl
  4 Schaschlik-Spieße

- Zubereitung: 30 Min.
- Pro Portion ca.: 35 g Eiweiß

1 | Tomatensaft und Brühe aufkochen lassen. Reis einstreuen, zugedeckt bei schwacher Hitze 20 Min. köcheln.

2 | Hähnchen abspülen, trockentupfen, in 8 Streifen schneiden, salzen und pfeffern. Schinken jeweils längs halbieren. Jedes Fleischstück mit einem Schinkenstreifen umwickeln.

3 | Die Pilze abreiben und putzen. Den Zucchino waschen, putzen und in ca. 1 cm dicke Scheiben schneiden. Fleisch, Gemüse und Salbei abwechselnd auf 4 Schaschlik-Spieße stecken. Salzen, pfeffern und mit 1 EL Öl beträufeln.

4 | 1 EL Öl in einer großen Pfanne erhitzen, die Hähnchenspieße darin bei mittlerer Hitze 10–15 Min. braten. Mit dem Tomatenreis servieren.

schnell | für Gäste
Lammfilet mit Peperonata

FÜR 2 PERSONEN
- 3 Lammfilets (à 60–70 g)
  2 EL Olivenöl
  1 TL gehackter Rosmarin
  Salz | Pfeffer
  500 g rote und gelbe Paprikaschoten
  1 Zwiebel
  1 Hand voll Rucola
  3 EL trockener Rotwein
  200 ml Gemüsefond (Glas)
  2 TL Aceto balsamico

- Zubereitung: 30 Min.
- Pro Portion ca.: 25 g Eiweiß

1 | Die Lammfilets trockentupfen. 1 EL Öl mit Rosmarin und Pfeffer verrühren, das Fleisch damit rundherum bestreichen.

2 | Die Paprika putzen, waschen und in mundgerechte Stücke schneiden. Die Zwiebel abziehen, halbieren und in Streifen schneiden. Den Rucola waschen und verlesen.

3 | Eine beschichtete Pfanne heiß werden lassen und die Lammfilets darin bei mittlerer Hitze in 6–8 Min. rundherum braun anbraten. Herausnehmen, salzen und in Alufolie wickeln.

4 | Während die Filets braten, in einem Topf 1 EL Öl erhitzen. Paprika und Zwiebel darin 3 Min. unter Rühren anbraten. Mit dem Wein ablöschen und etwas einkochen lassen. Den Fond angießen und noch 7 Min. bei mittlerer Hitze schmoren. Das Gemüse mit Salz, Pfeffer und Essig abschmecken und den Rucola unterheben. Mit den Filets anrichten.

- Beilage: Vollkorn-Baguette

im Bild links: **Hähnchenspieße mit Tomatenreis**   *im Bild rechts:* **Lammfilet mit Peperonata**

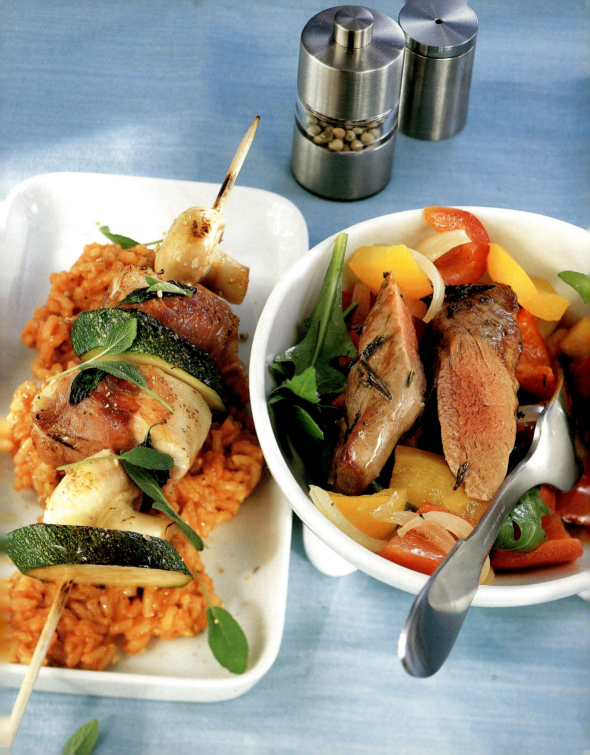

Zum Gebrauch

Damit Sie Rezepte mit bestimmten Zutaten noch schneller finden können, stehen in diesem Register zusätzlich auch beliebte Zutaten wie **Aprikosen** oder **Tomaten** – ebenfalls geordnet und **hervorgehoben** – über den entsprechenden Rezepten. Außerdem finden alle, die den Überblick über die Energiezufuhr nicht verlieren wollen, die Angabe der **Kilokalorien (kcal) pro Portion** bzw. **pro Stück** für jedes Rezept dort, wo es unter dem Rezepttitel alphabetisch eingeordnet ist. Nur zur Orientierung, denn entscheidender als die Energiezufuhr ist bei der GLYX-Diät, dass die Gerichte möglichst GLYX-niedrig und eiweißreich sind!

A
Apfel-Kompott, 230 kcal 30
Aprikosen
   Mandarinen-Aprikosen-Aufstrich 21
Aubergine
   GLYX-Currywurst 49
Avocado
   Reis-Avocado-Salat 37

B
Beeren
   Blaubeer-Muffins 16
   Erdbeer-Kefir 30
   Grapefruit-Beeren-Drink 33
   Himbeer-Joghurt 25
   Beeren mit Sanddorn-Dickmilch, 240 kcal 18
   Birnen-Kiwi-Salat, 220 kcal 15
   Blaubeer-Muffins, 175 kcal 16
Bohnen
   Gemüse-Bohnen-Ragout 50

7-Korn-Salat mit Räucherfisch 42
Brötchen
   Roggenkorn-Brötchen 16
Brokkoli
   Rotbarschfilet mit Brokkoli-Kruste 57
Bulgur
   Rinds-Bulgur-Bratlinge 44

C
Champignon-Aufstrich, 35 kcal 22
Champignon-Nudeln, 320 kcal 49
Champignons, marinierte, 115 kcal 26

E
Erdbeer-Kefir, 150 kcal 30
Erdnuss-Dip, 320 kcal 28

F
Falafel mit Sesam-Sauce, 300 kcal 41
Feigen
   Orangen-Feigen-Müsli 18
Feta, Spitzpaprika mit 25
Früchte-Müsli, 120 kcal 18

G
Geflügel
   Hähnchenspieße mit Tomatenreis 58
   Würzige Hähnchenkeulen 44
Gemüse-Bohnen-Ragout, 425 kcal 50
Gemüse-Pfanne mediterran, 310 kcal 52
Gemüsestreifen mit Erdnuss-Dip, 370 kcal 28
Gemüsestreifen mit Käse-Dip, 110 kcal 28

Gemüsestreifen mit Kräuter-Dip, 340 kcal 28
Glasnudel-Salat mit Shrimps, 195 kcal 42
GLYX-Currywurst, 170 kcal 49
Grapefruit-Beeren-Drink, 100 kcal 33
Grünkern-Sellerie-Puffer, 495 kcal 54
Gurke
   Thunfisch-Salat 26
   Gemüsestreifen mit Dip 28
Gurken-Kaltschale mit Kichererbsen, 145 kcal 38
Gurken-Kefir, 150 kcal 34

H
Hähnchenspieße mit Tomatenreis, 485 kcal 58
Hähnchenkeulen, würzige 44
Himbeer-Joghurt, 145 kcal 25

K
Kaffee
   Milchschaum-Kaffee 34
Käse-Dip, 60 kcal 28
Kichererbsen
   Gurken-Kaltschale 38
   Falafel mit Sesam-Sauce 41
   Mangold-Möhren-Eintopf 50
Kiwi
   Birnen-Kiwi-Salat 15
   Kräuter-Dip, 290 kcal 28

L
Lachs auf Lauchgemüse, 450 kcal 57
Lachs, Spinat-Wraps mit, 360 kcal 46
Lammfilets mit Peperonata, 305 kcal 58
Lauch
   Lachs auf Lauchgemüse 57

Extra
REGISTER

M
Makrele
- 7-Korn-Salat mit Räucherfisch — 42
- Mandarinen-Aprikosen-Aufstrich, 35 kcal — 21
- Mango-Lassi, 180 kcal — 33
- Mangold-Möhren-Eintopf, 290 kcal — 50
- Marinierte Champignons, 115 kcal — 26
- Milchschaum-Kaffee, 110 kcal — 34

Möhren
- Mangold-Möhren-Eintopf — 50

Mozzarella
- Gemüse-Pfanne mediterran — 52
- Rot-Weiß-Spießchen — 26

Muffins
- Blaubeer-Muffins — 16

O
- Orangen-Feigen-Müsli, 220 kcal — 18

P
Paprika
- Gemüse-Pfanne mediterran — 52
- Lammfilets mit Peperonata — 58
- Reis-Avocado-Salat — 37
- Spitzpaprika mit Feta — 25
- Paprika-Linsen-Aufstrich, 15 kcal — 22
- Pfirsich-Kaltschale, 100 kcal — 30
- Pflaumen-Mus, 35 kcal — 21
- Pizza-Torteletts, 220 kcal — 46

R
- Räucherfisch, 7-Korn-Salat mit, 375 kcal — 42
- Reis-Avocado-Salat, 405 kcal — 37
- Rinds-Bulgur-Bratlinge, 440 kcal — 44
- Roggenkorn-Brötchen, 95 kcal — 16
- Rotbarschfilet mit Brokkoli-Kruste, 270 kcal — 57
- Rot-Weiß-Spießchen, 100 kcal — 26
- Rucola-Creme, 50 kcal — 22

S
- 7-Korn-Salat mit Räucherfisch, 375 kcal — 42
- Sanddorn-Dickmilch, Beeren mit, 240 kcal — 18
- Sesam-Sauce, Falafel mit, 300 kcal — 41
- Shrimps, Glasnudel-Salat mit, 195 kcal — 42
- Spaghetti mit Tomatensugo, 355 kcal — 54
- Spinat-Wraps mit Lachs, 360 kcal — 46
- Spitzpaprika mit Feta, 125 kcal — 25

T
- Thunfisch-Salat, 140 kcal — 26
- Thunfisch-Tramezzini, 280 kcal — 37
- Tofu-Gemüse-Wok, 440 kcal — 52

Tomaten
- Champignon-Nudeln — 49
- Gemüse-Bohnen-Ragout — 50
- GLYX-Currywurst — 49
- Hähnchenspieße mit Tomatenreis — 58
- Pizza-Torteletts — 46
- Rotbarschfilet mit Brokkoli-Kruste — 57
- Rot-Weiß-Spießchen — 26
- 7-Korn-Salat mit Räucherfisch — 42
- Spaghetti mit Tomatensugo — 54
- Thunfisch-Tramezzini — 37
- Würzige Hähnchenkeulen — 44
- Tomaten-Kräuter-Brot, 105 kcal — 15
- Tomaten-Salat mit Ziegenkäse, 250 kcal — 38
- Tomaten-Shake, 70 kcal — 34
- Tramezzini, Thunfisch- — 37
- Trauben-Melisse-Mix, 175 kcal — 33

W
- Walnuss-Quark, 30 kcal — 21
- Würzige Hähnchenkeulen, 250 kcal — 44

Z
- Ziegenkäse, Tomaten-Salat mit, 250 kcal — 38

Zucchini
- Gemüse-Pfanne mediterran — 52
- Hähnchenspieße mit Tomatenreis — 58

TIPP

Zu bestellen:
Mixer & Fatburner-Trampolin
Sie suchen Dinge, die das Leben leichter machen? Dazu gehört ein starker Mixer für den Zellschutz-Cocktail, die GLYX-Getreidemühle für das GLYX-Brot, Flexbänder, Pulsuhr, Köperfettwaage - und ein Trampolin. Fidolino liefert alles nach Hause.

Bestellen/Informieren:
www.fidolino.com
Telefon: 0 81 21/47 88 16
Fax: 0 81 21/47 88 17
e-mail: info@fidolino.com

Extra
IMPRESSUM

Die Autorinnen

Marion Grillparzer ist Diplom-Oecotrophologin und entwickelte die GLYX-Diät aus ihrer 20-jährigen Erfahrung mit dem Thema. Die wissenschaftlichen Hintergründe »übersetzte« sie mit fröhlicher Feder so überzeugend, dass die spannende Lektüre motiviert, anders zu essen. Ihr Konzept gegen die Sorgen mit den Pfunden ist bestechend einfach und wirkungsvoll.

Martina Kittler, ebenfalls Diplom-Oecotrophologin, hat die unkomplizierten Gerichte mit niedrigem GLYX und hohem Fatburner-Potenzial entwickelt. Ihr Credo: Fitness durch gesunde Ernährung, verknüpft mit Genussfreude und pfiffigen Rezeptideen.

Die Fotografen

Im Studio **L'EVEQUE** arbeiten Harry Bischof und Tanja Major (Food & Styling) schon lange intensiv für Werbung, Bücher und Zeitschriften im Food-Bereich, assistiert von Krisztina Babics und Hannelore Bellini. Das 4-köpfige Team kreiert in der Münchner Innenstadt Food-Aufnahmen mit erfrischendem Licht und appetitanregendem, trendigem Styling.

©2005 GRÄFE UND UNZER VERLAG GmbH, München

Alle Rechte vorbehalten. Nachdruck, auch auszugsweise, sowie durch Verbreitung durch Film, Funk, Fernsehen und Internet, durch fotomechanische Wiedergabe, Tonträger und Datenverarbeitungssysteme jeder Art nur mit schriftlicher Genehmigung des Verlages.

Programmleitung: Doris Birk
Leitende Redakteurin: Birgit Rademacker
Redaktion: Anne Taeschner
Lektorat: Anne Taeschner
Korrektorat: Sabine Schlimm
Layout, Typografie und Umschlaggestaltung: Independent Medien Design, München
Fotografie: Studio L'EVEQUE, München
Satz: Uhl + Massopust, Aalen
Herstellung: Gloria Pall
Reproduktion: Repro Ludwig, Zell am See
Druck und Bindung: Kaufmann, Lahr

ISBN 3-7742-7231-X

Auflage	5.	4.	3.	2.
Jahr	2008	07	06	05

Das Original mit Garantie

Ihre Meinung ist uns wichtig. Deshalb möchten wir Ihre Kritik, gerne aber auch Ihr Lob erfahren. Um als führender Ratgeberverlag für Sie noch besser zu werden. Darum: Schreiben Sie uns! Wir freuen uns auf Ihre Post und wünschen Ihnen viel Spaß mit Ihrem GU-Ratgeber.

Unsere Garantie: Sollte ein GU-Ratgeber einmal einen Fehler enthalten, schicken Sie uns das Buch mit einem kleinen Hinweis und der Quittung innerhalb von sechs Monaten nach dem Kauf zurück. Wir tauschen Ihnen den GU-Ratgeber gegen einen anderen zum gleichen oder ähnlichen Thema um.

GRÄFE UND UNZER VERLAG
Redaktion
Kochen & Verwöhnen
Postfach 86 03 25
81630 München
Fax: 089/41981-113
e-mail: leserservice@graefe-und-unzer.de

GLYX-DIÄT
schlank und fit mit Genuss

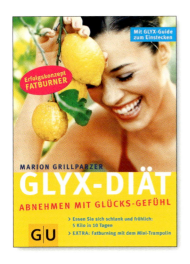
ISBN 3-7742-5785-X
€ 16,90 [D]

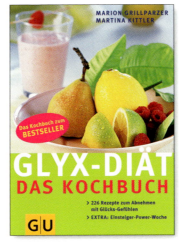
ISBN 3-7742-6354-X
€ 12,90 [D]

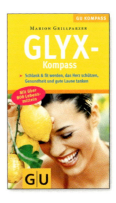
ISBN 3-7742-6346-9
€ 6,90 [D]

GLYX-niedrig essen ist das einfachste Konzept gegen die Sorge mit den Pfunden. Überzeugend, unkompliziert und wirkungsvoll.

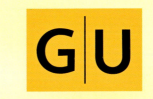

Willkommen im Leben.

GLYX-BOX

- Die älteste und einfachste Lösung für die gesunde Ernährung außer Haus: Sie nehmen sich Ihre Mahlzeit in einer Kunststoff-Box mit an den Arbeitsplatz. Rezepte finden Sie auf den Seiten 16 bis 46.
- So kommen Sie um die langen Schlangen in den Geschäften zur Mittagszeit herum und sparen obendrein noch Geld.

Die Geling-Garantie für die GLYX-Diät im Beruf

HÜLSENFRÜCHTE EINFRIEREN

- Linsen, weiße Bohnen und Co. müssen 12 Stunden einweichen, dann 1–2 Stunden garen. Lohnt sich nur bei großen Mengen.
- Also am besten Hülsenfrüchte vorkochen und gleich mehrere Portionen einfrieren.
- Bei Bedarf langsam auftauen, mit Gemüse braten, für Suppen oder Salat verwenden.

SALAT & SAUCE AUF VORRAT

- Salat für mehrere Portionen waschen und putzen, die Blätter grob zerpflücken.
- Knackige Reserve für 2–3 Tage: Die Blätter im Kühlschrank im Plastikbeutel aufbewahren.
- Dressing (Seite 12) im Voraus für viele Salate mixen und in einer Flasche mit Schraubdeckel in den Kühlschrank stellen.

REICHE ÖLQUELLEN

- In die GLYX-Küche gehört Olivenöl (extra vergine), Rapsöl, Walnuss-, Sesam- und Leinöl. Gesunder Genuss pur!
- Vorsicht beim Braten: Olivenöl nicht zu stark erhitzen, es darf in der Pfanne nicht rauchen. Verwenden Sie es nur zum Dünsten und Kurzbraten. Zum Braten ist Rapsöl ideal.